Dr Sagar Mapare
Dr Sandeep Chilerwar
Dr Pinky Balchandani

Evolução dos arcos

Dr Sagar Mapare
Dr Sandeep Chilerwar
Dr Pinky Balchandani

Evolução dos arcos

Uma viagem pelo avanço do fio de arco

ScienciaScripts

Cover image: www.ingimage.com

This book is a translation from the original published under ISBN 978-620-8-01289-2.

Publisher:
Sciencia Scripts
is a trademark of
Dodo Books Indian Ocean Ltd. and OmniScriptum S.R.L publishing group

120 High Road, East Finchley, London, N2 9ED, United Kingdom
Str. Armeneasca 28/1, office 1, Chisinau MD-2012, Republic of Moldova, Europe
Printed at: see last page
ISBN: 978-620-8-11548-7

Departamento de Ortodontia e Ortopedia Dentofacial

EVOLUÇÃO DOS ARCOS

Índice

INTRODUÇÃO

No último século, a ciência dos materiais registou progressos rápidos. Este facto tem sido evidente também no nosso quotidiano. E a Ortodontia, em particular, beneficiou largamente deste facto. Neste ramo da medicina dentária, não só os materiais foram melhorados, como também as filosofias mudaram. [th]A ortodontia percorreu um longo caminho desde os dias da arcada em E e de vários aparelhos removíveis utilizados no início do século XX. Com a introdução do aparelho Edgewise, foi necessário introduzir novos materiais para tirar o máximo partido destes aparelhos.[1] Foi a primeira vez que foi possível um posicionamento preciso da coroa e da raiz. Os fios que apresentavam boa formabilidade, maior resistência e baixo custo eram obviamente preferidos.[2] Foi provavelmente por isso que o aço inoxidável (e o Elgiloy) prevaleceu sobre as ligas de metais nobres. As necessidades do aparelho de Begg eram bastante diferentes das do aparelho tradicional Edgewise. Este facto levou Begg e Wilcock a produzir uma variedade de aço inoxidável que proporcionasse forças contínuas baixas durante um longo período de tempo.[3] As ligas de níquel-titânio introduzidas na década de 1970 mostraram algumas propriedades notáveis de superelasticidade e memória de forma, embora estas propriedades não pudessem ser exploradas clinicamente nessa altura.[4] Os fios tinham uma conformabilidade limitada, mas ainda podiam ser utilizados no aparelho tradicional edgewise. A geração seguinte de fios NiTi beneficiou muito com a popularidade dos aparelhos edgewise pré-ajustados. Este aparelho exigia uma menor quantidade de dobras incorporadas no fio, e o A-NiTi adequava-se perfeitamente a este facto. No entanto, a introdução do fio TMA preencheu a lacuna entre os fios de aço inoxidável e os fios de ligas de níquel-titânio, com propriedades intermédias às dos aços inoxidáveis.[5]

Assim, podemos ver como as filosofias dos aparelhos e o progresso da ciência dos materiais estão intimamente relacionados. Todas estas ligas de arame que foram introduzidas e as mais recentes têm algumas propriedades muito individualistas e únicas associadas a elas. Assim, para utilizar os fios mais recentes, é importante saber porque é que eles se comportam desta forma, ou seja, as suas propriedades.[6]

HISTÓRIA

Já em 400 a.C., Hipócrates mencionava nos seus escritos a correção de irregularidades dentárias. Enquanto a Grécia estava na sua idade de ouro, os etruscos (precursores dos romanos) enterravam os seus mortos com aparelhos que eram utilizados para manter o espaço e evitar o colapso da dentição durante a vida.[2]

Num túmulo romano no Egito, Breccia encontrou uma série de dentes ligados com um fio de ouro. No tempo de Cristo, Aurelius Celsus recodificou pela primeira vez o tratamento das irregularidades dentárias através da pressão dos dedos. Assim, as más oclusões inerentes e o uso de forças corretivas foram reconhecidos, a virtude de manter o espaço foi apreciada e o primeiro material ortodôntico foi documentado, ou seja, um fio de ouro para ligadura.[7]

Os franceses e os ingleses dominaram as primeiras contribuições para o campo da ortodontia. A França tornou-se o líder mundial da medicina dentária no século XVIII.[8] Este facto foi atribuído principalmente a um homem, Pierre Fauchard, que inventou a arcada expansiva e apresentou a primeira discussão abrangente sobre aparelhos. Ele corrigiu os dentes usando a pressão dos dedos e fio de seda e concluiu que a fonte de uma força não importava na mecanoterapia.[2,3]

Durante o período de 1750-1930, muito poucos materiais estavam disponíveis para o ortodontista. O precursor do fio ortodôntico, usado no tratamento no final de 1800, foi o "arco de arco". O arco de arco típico era desenhado numa liga de níquel-prata ou platina-ouro com um diâmetro de 0,032 a 0,036 polegadas.[9]

Antes de Angle, os dentistas utilizavam metais nobres e as suas ligas para os aparelhos ortodônticos da altura. Os metais utilizados eram o ouro, a platina, o irídio e as ligas de prata. Embora tivessem uma boa resistência à corrosão e uma estética aceitável, faltava-lhes a flexibilidade e a resistência à tração necessárias para maquinações complexas. Então, Angle (1887) introduziu a prata alemã (um tipo de latão) na Ortodontia. Embora tenha enfrentado a oposição de Farrar e de outros contemporâneos, seu uso prevaleceu até quase a segunda metade do século XX.[2]

Angle utilizou várias proporções dos metais na prata alemã em torno da composição do latão Neusilber (Cu 65%, Ni 14%, Zn 21%), bem como aplicou vários graus de trabalho a frio. Assim, conseguiu obter prata alemã com diferentes propriedades - rígida para parafusos de macaco, suficientemente elástica para arcos de dilatação ou suficientemente maleável para fazer bandas.[2]

Alguns dos outros materiais utilizados pela Angle foram a madeira, a borracha, a vulcanite, a corda de piano e o fio de seda. Nesta altura, não eram impostas restrições aos materiais por motivos de saúde.[2]

No final da década de 1920, o fio de aço inoxidável austenítico de estiramento duro foi introduzido na especialidade

Mais tarde, nesta época, foi introduzido o aço inoxidável para o fabrico de aparelhos. Esta foi a liga que, mais tarde, substituiu verdadeiramente os metais nobres e o latão na construção de aparelhos ortodônticos. Mas mesmo o aço inoxidável enfrentou a oposição de várias pessoas. Uma delas foi Emil Herbst, que afirmou que o fio de ouro era mais forte que o aço inoxidável. (1934). Aliás, Angle usou o aço inoxidável no seu último ano de vida, como fio de ligadura.[2]

Durante 1930-1975, o número de materiais produzidos aumentou devido a melhorias na metalurgia e na química orgânica. Foi nos anos 50 que as ligas de cromo-cobalto entraram em cena. A empresa de relógios Elgin desenvolveu esta liga como uma mola para os seus relógios. Esta liga foi mais tarde comercializada pela Rocky Mountain Orthodontics como Elgiloy. Além disso, em meados dos anos 70, os fios de arco com titânio entraram em cena. O nitinol foi introduzido pela empresa Unitek.[10]

As ligas de titânio Beta foram desenvolvidas por volta de 1980. Uma nova liga de Ni-Ti, considerada "super elástica", é aparentemente o material do fio ortodôntico da década de 1990. Com o aumento da tecnologia informática e a introdução do CAD/CAM no fabrico de materiais ortodônticos, o número de materiais produzidos aumentou. Novos materiais, como compósitos e cerâmicas, entraram em cena. Atualmente, existe uma preocupação crescente com os danos iatrogénicos causados pelos materiais ortodônticos, especialmente o níquel e o bisGMA[2]

PROPRIEDADES DOS ARCOS

Para compreender o comportamento dos arcos, é imperativo ter um bom conhecimento das propriedades dos arcos

(A) Rigidez:[11]

Pode ser definido como o rácio entre a força e a deformação de uma barra. A rigidez é o oposto da elasticidade. É avaliada pelo módulo de elasticidade. Quanto maior for o módulo de elasticidade, maior será a rigidez. O módulo de elasticidade (E) é dado pela fórmula:

$$E = \text{tensão} / \text{deformação}.$$

Quanto maior for o módulo de elasticidade, maior é a rigidez de um fio de arco.

Na figura abaixo, o fio (A) tem maior rigidez do que o fio (B). Em geral, quanto mais horizontal for o declive, MENOS rígido é o fio.

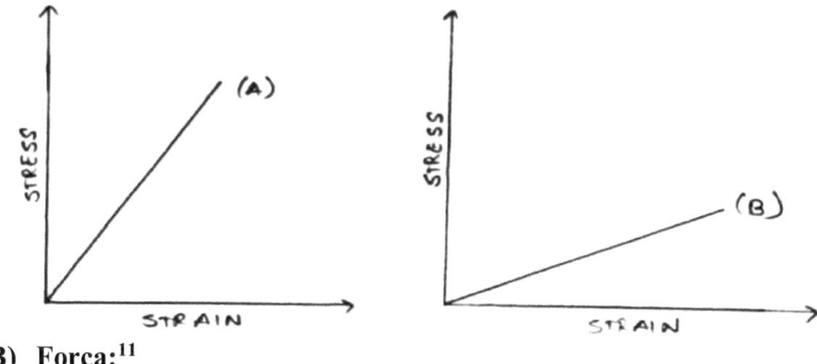

(B) Força:[11]

A resistência é a tensão máxima necessária para fraturar uma estrutura.

Quanto mais elevado for o ponto de rotura na curva tensão-deformação, maior será a resistência.

Na figura abaixo, o fio (A) tem uma resistência maior do que o fio (B). No entanto, (A) também tem maior resistência do que (C), embora a sua rigidez seja a mesma.

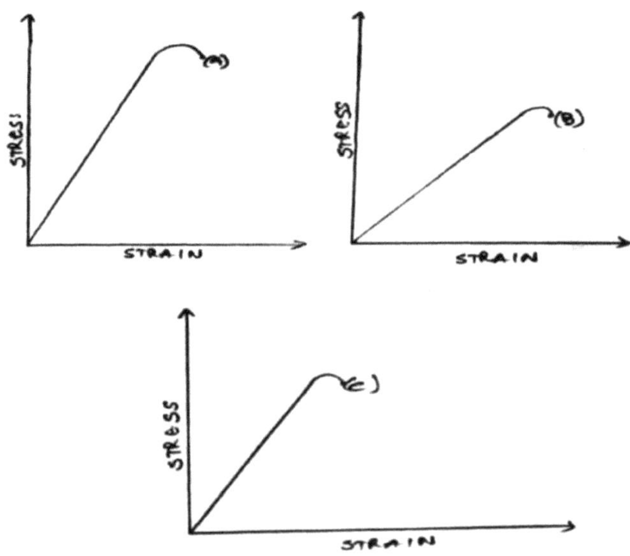

(C) GamaZFlexibilidade[7]

O alcance é definido como a distância a que o fio se dobra elasticamente antes de ocorrer a determinação, e é medido em milímetros.

Na figura abaixo, o fio (A) tem um alcance maior do que o fio (B); porque o fio (A) deflecte elasticamente durante 4mm, enquanto o (B) deflecte elasticamente apenas durante 3mm

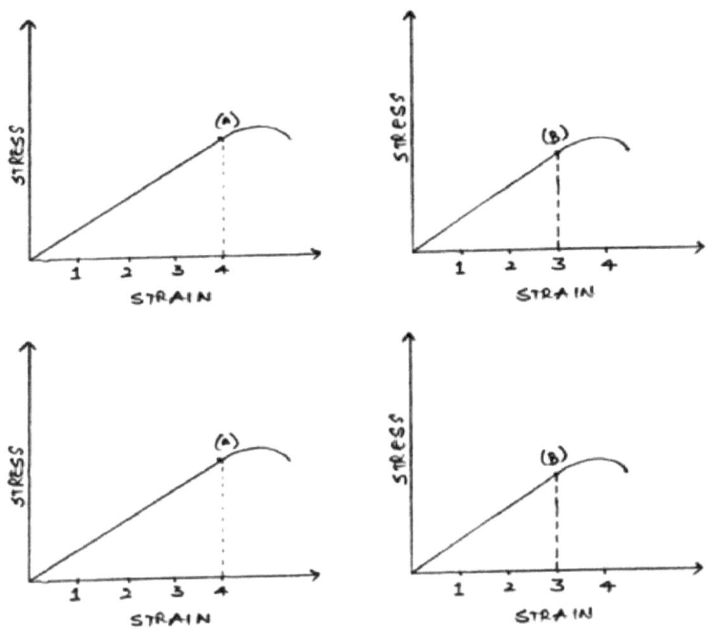

(D) Resiliência:[11]

Representa a capacidade de armazenamento de energia do fio e é uma combinação de resistência e elasticidade.

É a área na curva da mancha de tensão até ao limite proporcional.

Na figura abaixo, os fios (A) e (B) têm aproximadamente a mesma resiliência. No fio (A), isso deve-se à maior resistência e, no fio (B), deve-se à maior elasticidade. No entanto, é preciso lembrar que, para uma dada unidade de desativação, o fio (A) libertará mais força devido à maior quantidade de energia armazenada por unidade de deflexão (ou seja, tem uma inclinação mais vertical).

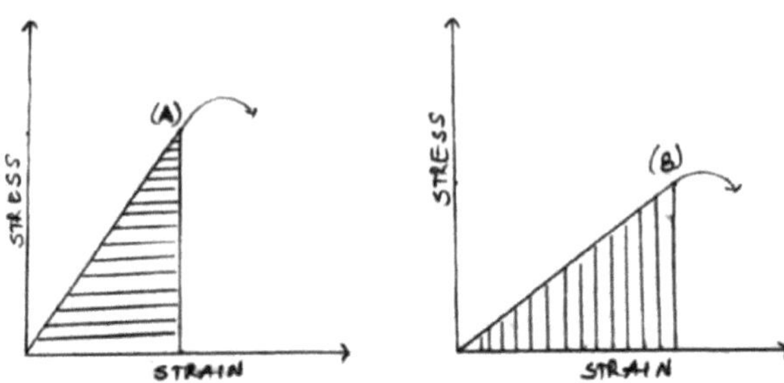

(E) Formabilidade:[12]

A formabilidade é a quantidade de deformação permanente que um fio pode suportar antes de falhar. Representa a quantidade total de flexão permanente que um fio tolera antes de se partir.

É representado pela área sob a curva entre o ponto de rendimento e o ponto de falha.

Quando se dobra um fio, o primeiro ponto em que se observa uma deformação permanente é designado por ponto de cedência. Por outras palavras, a partir do ponto de cedência, o fio torna-se moldável. Pode continuar a moldá-lo em várias formas, até que o fio finalmente se parta. Este é o chamado ponto de rutura. Assim, se houver uma maior diferença entre estes dois pontos, maior é a formabilidade.

Na figura abaixo, o fio (A) tem maior maleabilidade do que o fio (B), porque o fio (B) tem menor rigidez e menor resistência do que o fio (A).

Por outro lado, o fio (C) tem uma formabilidade menor do que o fio (A), porque não há muita diferença entre o ponto de cedência e o ponto de rotura.

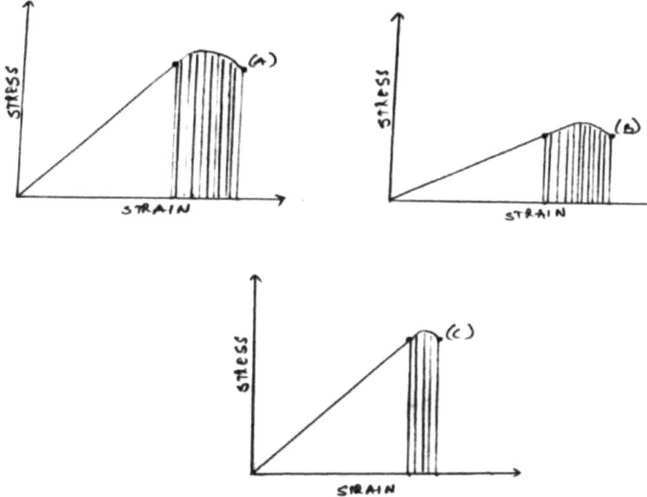

Assim, pode observar-se que todas estas propriedades estão inter-relacionadas. Muitas vezes, uma propriedade pode ser melhorada, mas apenas à custa de outra. Compreender esta limitação dá-nos uma melhor perceção das deficiências dos fios individuais.

SECÇÃO TRANSVERSAL V/S MÓDULO V/S TEMPERATURA DE TRANSIÇÃO

Quando o aço inoxidável era predominantemente utilizado para o fabrico de fios ortodônticos, o controlo das forças geradas pelos fios limitava-se à utilização de secções transversais variáveis ou a configurações complicadas de anéis para afetar as caraterísticas de rigidez do aparelho. Esta estratégia de tratamento tem sido apropriadamente denominada de abordagem "secção transversal variável" para o tratamento ortodôntico.[12] O desenvolvimento de materiais em ortodontia foi influenciado pela exigência do ortodontista de ter sistemas de aparelhos que tivessem caraterísticas de baixa deflexão de carga e que fossem relativamente resistentes à deformação permanente, proporcionando assim uma grande variedade de ativação. Esta combinação de caraterísticas exigiu a utilização de materiais com uma elevada relação entre a tensão de cedência e o módulo de elasticidade, como é o caso do Nitinol e do TMA. Com a introdução desses materiais na Ortodontia, uma nova estratégia clínica evoluiu, nomeadamente o conceito de "módulo variável".[4] Esta abordagem de tratamento oferece essencialmente ao ortodontista a capacidade de controlar as tensões impostas à dentição desde o início do tratamento, através da simples utilização de fios rectangulares fabricados a partir de materiais com uma gradação de módulos que vai de baixo a alto. Assim, durante as fases iniciais do movimento dentário, pode ser utilizado um fio de baixo módulo, de secção retangular, em vez de redondo (como era o caso quando o aço inoxidável era o único material disponível), oferecendo assim um controlo tridimensional do movimento dentário e a oportunidade de aplicar baixas tensões à dentição.[7]

Em meados dos anos oitenta, o Nitinol superelástico (SE NiTi) foi introduzido para utilização pelo ortodontista. Esta liga distingue-se de outros materiais por apresentar um comportamento de deformação martensítica termoelástica, cuja origem reside numa alteração estrutural reversível de origem cristalográfica.[9]

Este fenómeno constitui a base das grandes deformações de recuperação (6%) demonstradas por este material. A caraterística mais importante do comportamento do SE NiTi para o clínico é a geração de forças quase constantes para uma deflexão muito grande.[10]

Além disso, as forças constantes geradas pelo SE NiTi podem ser controladas numa vasta gama, afectando a sua composição, tratamento termomecânico e processo de fabrico. Este facto permite utilizar apenas este material para realizar a maioria das fases do tratamento ortodôntico; Sachdeva designou esta abordagem de tratamento clínico como "ortodontia de temperatura de transformação variável".[13]

FASES DE DESENVOLVIMENTO DO FIO

Evans[1] (BJO 1990) dividiu as fases de desenvolvimento do fio em cinco fases com base em (a) Método de aplicação de força, (b) Caraterísticas de ForçaZDeflexão e (c) Material

FASE I

Método de aplicação de força: Variação na dimensão do fio

Caraterísticas de força/deformação: Força linearZrelação de deformação

Material: Aço inoxidável, ouro

FASE II

Método de aplicação de força: Variação do material do fio, mas com a mesma dimensão **Caraterísticas de força/deflexão**: Caraterísticas de força linear e de deflexão **Material**: Beta Titânio, Níquel Titânio, Aço Inoxidável, Crómio Cobalto

FASE III

Método de aplicação de força: Variação do diâmetro do fio

Caraterísticas de força/deflexão: Caraterística de deflexão de força não linear devido a alterações estruturais induzidas por tensão

Material: Níquel Titânio Superelástico

FASE IV

Método de aplicação de força: Variação na composição estrutural do material do fio

Caraterísticas ForçaZDeflexão: Caraterística não linear de força/deflexão ditada pela alteração estrutural induzida termicamente

Material: Níquel titânio ativado termicamente

FASE V

Método de aplicação de força: Variação na composição/estrutura do fio

Caraterísticas ForceZDeflection: Caraterísticas não lineares de força/deflexão ditadas por diferentes alterações estruturais induzidas termicamente nas secções do fio

Material: Níquel-titânio graduado, ativado termicamente

OS PRIMEIROS ARCOS

(A prata alemã e os fios de Piano)

A escassez de materiais dentários adequados no final do século XIX lançou E.H. Angle na busca de novas fontes[2] . O desenho básico da maioria dos aparelhos ortodônticos tem origem nesse período, quando Angle listou apenas alguns materiais como apropriados para o trabalho. Estes incluíam tiras ou fios de metais preciosos, madeira, borracha, vulcanite, corda de piano e fio de seda. Meio século mais tarde, a discussão centrou-se principalmente em "bandas molares simples versus bandas de parafuso, arcos de prata alemães versus arcos de ouro, (e) diferentes tipos de materiais de bandas e ligaduras". Muito provavelmente, estas discussões tiveram lugar apenas depois de algum dispositivo se ter desfeito na boca do paciente; nessa altura, não foram colocadas restrições ao material por razões de saúde, exceto em alguns casos flagrantes (por exemplo, fios de piano).

Antes de Angle iniciar sua busca por novos materiais, os ortodontistas confeccionavam attachments a partir de metais nobres e suas ligas As ligas de ouro (pelo menos 75%, para evitar descoloração), platina, irídio e prata eram esteticamente agradáveis e resistentes à corrosão, mas careciam de flexibilidade e resistência à tração. Estas ligas também não eram adequadas para maquinagens e uniões complexas quando utilizadas nas barras de tração da época. Em 1887, Angle tentou substituir os metais nobres pela prata alemã, um latão. O seu contemporâneo, J.N. Farrar, condenou a utilização da nova liga, mostrando que esta descoloria na boca. A opinião de Farrar foi partilhada por muitos, e tanto os metais preciosos como o latão prevaleceram até quase à segunda metade do nosso século.

Metalúrgico experiente, Angle sabia que tinha de preparar a prata alemã "de acordo com o uso a que se destinava". Para obter as propriedades desejadas, Angle actuou, como afirmava em 1888, "variando a proporção de Cu, Ni e Zn" em torno da composição média do latão Neusilber (prata alemã, 65%Cu, 14%Ni,21%Zn), bem como aplicando operações de trabalho a frio em vários graus de deformação plástica. Assim, Angle tornou a prata alemã suficientemente rígida para os parafusos de macaco e de tração, suficientemente elástica para os arcos de dilatação ou suficientemente maleável para as bandas. Para além da sua "inestética" e da óbvia falta de reprodutibilidade (variações na composição e no processamento), as propriedades mecânicas e químicas da prata alemã estavam muito aquém das exigências modernas. No entanto, como podia ser facilmente soldado, este latão permitiu a Angle conceber aparelhos mais complexos.

O material que iria verdadeiramente substituir os metais nobres era o aço inoxidável. Tal como a prata alemã, tinha os seus adversários. Tal como a prata alemã, tinha os seus opositores. Já em 1934, Emil Herbst defendia que o ouro era mais forte do que o aço inoxidável sem esfoliação. Se fosse forçado a escolher, ele até preferia a prata alemã ao aço inoxidável. Eventualmente, melhores procedimentos de fabrico e controlo de qualidade fizeram do aço inoxidável o material de eleição.

LIGAS DE OURO

Desde o início do século até ao início da década de 1940, as ligas de ouro (Tipo IV) foram a principal fonte de material para a construção de arcos, porque os materiais alternativos disponíveis não toleravam as exigentes condições intra-orais. O ouro era popular devido à sua inércia, mas a baixa resistência ao escoamento (50.000-160.000 psi), o retorno elástico limitado e o custo elevado limitavam a sua utilização clínica, tendo sido substituído pelo advento do aço inoxidável.

A sua composição é muito semelhante à das antigas ligas de fundição do tipo IV[3] . A composição típica da liga é a seguinte -[4]

Ouro - 15 - 65% (55-65% mais típico)

Cobre - 11 - 18%

Prata - 10 - 25%

Níquel - 5 - 10%

As ligas contêm uma quantidade bastante elevada (20 - 25%) de paládio[5] . A platina também está presente e, na presença do paládio, aumenta o ponto de fusão das ligas e torna-as resistentes à corrosão.

Apresentava algumas vantagens em relação ao aço inoxidável:

Pode ser tratado termicamente para endurecer, de modo a que os arcos linguais ou labiais pesados possam ser dobrados no estado mole e depois endurecidos num forno.

As ligas de ouro podem ser designadas, em grande medida, como ligas binárias, uma vez que o ouro e o cobre são os únicos constituintes principais utilizados. As ligas binárias, como sabemos, apresentam um forte crescimento do grão aquando do aquecimento e têm uma ductilidade reduzida.

PROPRIEDADES

O ouro puro, por si só, é demasiado macio para todos os fins dentários. No entanto, as suas ligas podem ser utilizadas em ortodontia.

O cobre confere resistência ao fio. Adquirem um reforço adicional através do trabalho a frio, que é incorporado durante o processo de trefilagem.

Podem ainda ser reforçados por tratamentos térmicos adequados, embora sejam normalmente utilizados na condição de trefilados. O limite de elasticidade varia entre 50.000 e 160.000 psi. Tem um módulo de elasticidade de 15 x 10^6 psi.

Esta combinação de propriedades torna o ouro muito maleável e capaz de fornecer forças inferiores às do aço inoxidável. Estes fios são facilmente unidos por soldadura e as juntas são muito resistentes à corrosão.

Os fios de ouro já não são utilizados em ortodontia, principalmente devido à sua baixa resistência ao escoamento; e o aumento do custo tornou a sua utilização proibitiva.

TRATAMENTO TÉRMICO DO FIO DE OURO

Uma compreensão fundamental da mecânica envolvida no tratamento térmico de ligas de ouro é imperativa quando se considera que um fio amolecerá devido ao mesmo tratamento térmico que faz com que outro endureça[6] . As mudanças que são produzidas na resistência e ductilidade de uma liga de ouro forjado por tratamento térmico são devidas às alterações no composto ouro-cobre presente na liga. Todas as ligas de ouro não estão sujeitas a alterações por tratamento térmico. As ligas que não contêm cobre são alteradas apenas ligeiramente por este procedimento. O cobre melhora a resistência, a dureza e a elasticidade do ouro, mas reduz a sua ductilidade. O cobre também reduz a resistência à corrosão, uma vez que os sulfuretos, presentes em graus variáveis em diferentes bocas, atacam-no facilmente. Os efeitos de reforço do cobre podem ser reforçados ou retardados pela adição de outros elementos à liga, como a platina ou o paládio.

A fim de amolecer uniformemente a maior parte do fio de ouro forjado, este é aquecido a 1300° F. durante aproximadamente 10 minutos e depois extinto. O amolecimento da liga é produzido à medida que o composto de ouro-cobre entra em solução sólida a aproximadamente 1300° F. Quando o fio é imediatamente extinto após atingir esta temperatura, o composto de ouro-cobre dissolvido é retido em solução supersaturada devido ao rápido arrefecimento. Quando todos os elementos de endurecimento estão completamente dissolvidos uns nos outros em solução sólida, a rede espacial é livre para se mover nos planos de deslizamento sem interferência. Por este facto, o fio é muito macio e dúctil e pode ser facilmente manipulado. Se for deixado à temperatura ambiente durante vários dias, tornar-se-á muito mais duro. Este fenómeno é conhecido como "endurecimento por envelhecimento" ou "endurecimento por precipitação".

Outro método: O efeito de endurecimento pode ser obtido num período de tempo mais curto, expondo o fio a um tratamento térmico de endurecimento. Se, após a têmpera de 1300° F., o fio for reaquecido a aproximadamente 840° F. e deixado arrefecer lentamente a partir desta temperatura, o composto de ouro-cobre tende a sair da solução. Isto provoca a formação de segregações de moléculas, que produzem um efeito de bloqueio na rede espacial e melhoram a resistência ao deslizamento. Esta dispersão da segregação das moléculas no interior dos grãos é geralmente demasiado pequena para ser observada ao microscópio ótico. A própria rede espacial também é distorcida até certo ponto, diminuindo assim o número de planos em que o deslizamento pode ocorrer. Desta forma, o material torna-se mais forte e mais resistente. A American Dental Association Specification No.7 para ligas de ouro forjado descreve o procedimento de endurecimento como sendo efectuado colocando o fio num forno a 840° F. durante um período de 30 minutos, após o qual a liga é temperada em água. Este procedimento permite que a quantidade adequada do composto ouro-cobre saia da solução, produzindo assim a melhor resistência e mantendo a ductilidade necessária. Ao não utilizar procedimentos de tratamento térmico, o ortodontista não está a obter as propriedades máximas das suas ligas.

No entanto, o método rápido de arrefecimento a ar resulta em apenas cerca de um quarto da melhoria que pode ser obtida através de um arrefecimento mais lento. Uma vez que vários compostos são formados a diferentes temperaturas, cada fio responderá melhor a um determinado procedimento de tratamento térmico para esse fio em particular. Nenhum tratamento térmico produzirá resultados óptimos para todos os arames. Portanto, é melhor para o ortodontista seguir as recomendações do fabricante para as ligas utilizadas.

Para além do endurecimento por precipitação, existem duas outras formas de aumentar a resistência do fio de ouro forjado. Um destes métodos é o trabalho a frio. O outro método consiste em variar a composição dos constituintes da liga. No entanto, estes dois métodos estão sob o controlo do fabricante e não do operador

AÇO INOXIDÁVEL

AÇO CARBONO: Os aços são ligas à base de ferro que contêm menos de 1,2% de carbono[7] .

O ferro puro à temperatura ambiente apresenta uma estrutura cúbica centrada no corpo (BCC) e é designado por ferrite. Esta fase é estável até 912 ^{o}C.

Os espaços entre os átomos na estrutura BCC são pequenos e oblatos; por conseguinte, o carbono tem uma solubilidade muito baixa na ferrite (0,02% no máximo).

Nas temperaturas entre 912 ^{o} - 1394 ^{o}C, a forma estável do ferro é uma estrutura cúbica de face centrada (FCC) chamada austenite. Os interstícios da estrutura FCC são maiores do que os da estrutura BCC. No entanto, o tamanho do átomo de carbono é tal que a tensão da rede resultante ainda limita a solubilidade máxima do carbono a 2,11% no máximo.

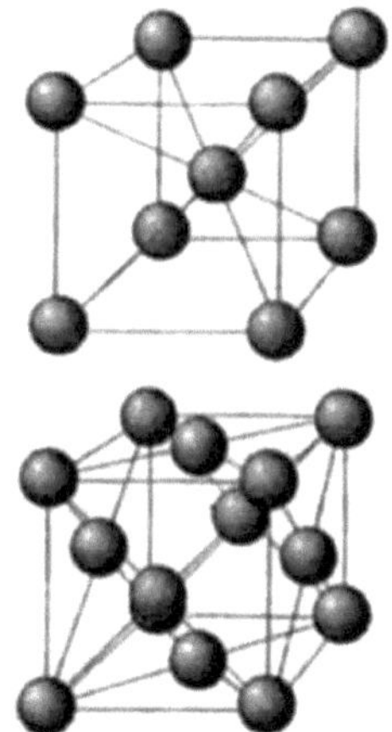

Ambas as formas de aço são relativamente macias e dúcteis, particularmente a austenite. Quando a solubilidade limitada do carbono é excedida por qualquer uma destas formas, o excesso de carbono precipita como carboneto de ferro, que é uma fase dura e quebradiça chamada cementite.

Aços hiper e hipo eutectoides:

A uma concentração de carbono de 0,8%, a liga mostra uma transformação de uma austenite monofásica para uma estrutura bifásica constituída por ferrite e cementite. (A cementite é assim chamada porque dá a aparência de cimentar os grãos de ferrite entre si).

Esta transformação sólida é designada por eutectoide, por oposição a eutéctico, uma vez que as transformações ocorrem no estado sólido.

Os austenitos com um teor de carbono igual ou superior a 0,8% são designados por hiper-eutectoides e os com menos de 0,8% são designados por hipo-eutectoides. Quando uma austenite eutectoide é arrefecida lentamente a partir de temperaturas elevadas, o excesso de carbono precipita sob a forma de cementite. Esta fase dura e quebradiça confere resistência às formas austenítica e ferrítica, relativamente macias e dúcteis. No entanto, se a austenite for arrefecida rapidamente, ou seja, temperada à temperatura ambiente, sofrerá uma transformação espontânea, sem difusão, numa estrutura tetragonal centrada no corpo (BCT) chamada martensite. Esta estrutura é altamente distorcida e deformada, resultando numa liga muito dura, forte e quebradiça. A martensite decompõe-se em ferrite e cementite.

AÇO CRÓMICO

Quando o crómio (geralmente 12-30%) é adicionado ao aço, a liga é designada por aço inoxidável. Estas ligas contêm níquel, que tem um efeito estabilizador sobre a austenite[8] . Por outras palavras, a austenite pode ser estabilizada à temperatura ambiente devido à adição de níquel. A austenite seria mole mesmo à temperatura ambiente, mas a grande porção de crómio confere-lhe a resistência necessária. Outros elementos para além do crómio e do níquel podem também estar presentes, resultando numa grande variedade de aços disponíveis.

Os aços resistem ao embaciamento e à corrosão principalmente devido ao efeito "passivante" do crómio. Uma camada muito fina, transparente mas resistente e impermeável forma-se na superfície da liga quando esta é submetida a uma atmosfera oxidante tão suave como o ar puro. Esta camada protetora impede a formação de manchas e de corrosão.

Existem essencialmente três tipos de aços inoxidáveis:

AÇO INOXIDÁVEL FERRÍTICO (AISI série 400)

(AISI: Instituto Americano do Ferro e do Aço)

Não pode ser endurecido por trabalho. Não tem uma resistência elevada e tem pouca aplicação em medicina dentária.

AÇO INOXIDÁVEL MARTINÍTICO: (AISI série 400)

É muito duro e tem uma fraca resistência à corrosão. Em medicina dentária, é utilizado principalmente no fabrico de instrumentos dentários.

AÇOS INOXIDÁVEIS AUSTENÍTICOS: Os aços inoxidáveis austeníticos são os mais resistentes à corrosão dos aços inoxidáveis. O AISI 300 é o tipo básico, contendo 18% de crómio, 8% de níquel e 0,15% de carbono. O tipo 304 tem uma composição semelhante, sendo a principal diferença o facto de o teor de carbono ser limitado a 0,08%.

Estes também são chamados de aços inoxidáveis 18-8. Estes são os aços inoxidáveis mais utilizados pelo ortodontista sob a forma de bandas e fios. Além disso, temos os aços inoxidáveis 12-12 que contêm 12% de crómio e níquel cada.

SENSIBILIZAÇÃO

Os aços inoxidáveis 18-8 podem perder a sua resistência à corrosão se forem aquecidos entre 400-900^{0} C, dependendo a temperatura exacta do seu teor de carbono. Estas temperaturas estão definitivamente dentro dos limites de trabalho dos ortodontistas.

A razão para a diminuição da resistência à corrosão é a precipitação de carboneto de crómio nos limites dos grãos a altas temperaturas. Os pequenos átomos de carbono, que se difundem rapidamente, migram de todas as partes do cristal para os limites dos grãos para se combinarem com os grandes átomos de crómio, que se difundem lentamente, na periferia do grão, onde a energia é mais elevada. A formação de carboneto de crómio é mais elevada à temperatura de 650^0 C. Abaixo desta temperatura, a taxa de difusão é menor, enquanto que acima desta começa a decomposição do carboneto de crómio. Quando o crómio se combina desta forma com o carbono, perde-se o seu efeito passivador. Por conseguinte, a resistência do aço à corrosão perde-se.

Existem vários métodos para minimizar esta condição:

1) Um método óbvio, do ponto de vista teórico, seria reduzir o teor de carbono do aço, de tal forma que a precipitação de carbonetos não pudesse ocorrer. Em geral, esta solução não é economicamente viável.
2) Se o aço inoxidável for muito trabalhado a frio, os carbonetos precipitam-se ao longo dos planos de deslizamento. Como resultado, a distribuição das zonas deficientes em crómio é menos localizada. Por outras palavras, os carbonetos são distribuídos de forma mais uniforme, de modo que a resistência à corrosão é maior do que quando apenas os limites de grão estão envolvidos. Este método é presumivelmente utilizado nos fios de aço inoxidável ortodônticos.

3) **ESTABILIZAÇÃO:** o método utilizado com maior sucesso é a introdução de um elemento que precipite como carboneto de preferência ao crómio. O titânio é frequentemente utilizado para este fim. Se o titânio

for adicionado numa quantidade cerca de seis vezes superior à do carbono, a precipitação do carboneto de crómio pode ser inibida durante um curto período de tempo às temperaturas habitualmente utilizadas nos processos de soldadura. Diz-se que os aços inoxidáveis tratados desta forma estão estabilizados. Muito poucos, ou nenhum, dos aços inoxidáveis usados em ortodontia são estabilizados desta forma.

TRATAMENTO TÉRMICO DO AÇO INOXIDÁVEL:

O aço inoxidável, devido à sua constituição, só pode ser reforçado por trabalho a frio ou por deformação plástica[9, 10]. Assim, ao formar um fio de arco, pode ser produzida uma resistência à tração muito elevada, mas a sua flexibilidade diminui em graus variáveis. Isto é importante, uma vez que a resistência elástica é um dos factores que determina a resiliência do arame. Estas propriedades permitem o armazenamento de forças e a sua entrega aos dentes a várias velocidades. Com o objetivo de aumentar a resiliência dos fios, têm sido defendidos vários métodos de tratamento térmico.

Kemler: 700-800^0 F durante 5-15 minutos

Backofen e Gales: 750-820^0 F durante 10 minutos

Funk: 8500F durante 3 minutos

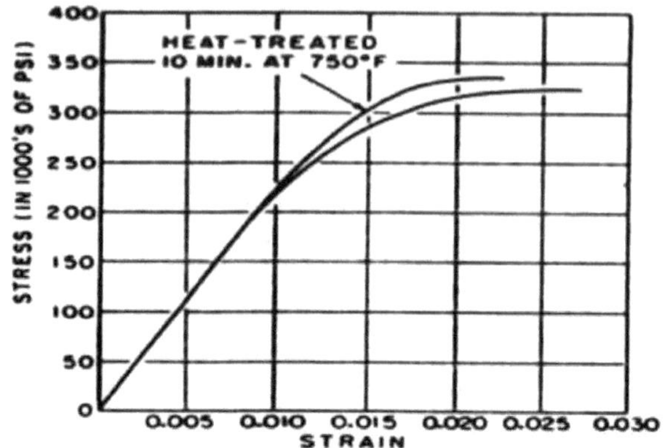

Considere um fio, que foi submetido a um trabalho a frio. Quando o fio é dobrado, certas tensões residuais permanecem no fio. Agora, devido ao efeito Bauschinger, o limite de elasticidade do fio diminui na direção em que o fio foi dobrado. Isto é devido às tensões residuais no fio. Agora, se este arame tiver de ser ativado na mesma direção da dobragem, então não será utilizado ao seu nível ótimo devido à diminuição da tensão de cedência. O alívio de tensões elimina essas áreas de pré-esforço dentro do arame e coloca-o em condições de trabalhar mais eficazmente.

Um fio que tenha sido dobrado para formar um arco está cheio de tensões residuais que tendem lentamente a regressar à sua forma original, devido às tensões residuais presentes. Isto acontece gradualmente à temperatura ambiente. À medida que as tensões residuais são aliviadas, há também alguma alteração na forma do arco. Um tratamento térmico de alívio de tensões acelera esta mudança de forma, de modo a que o fio fique mais estável. Quando este tratamento é aplicado a um fio, a forma deve ser sempre verificada e o arco remodelado, se necessário.

Propriedades:

O módulo de elasticidade varia de 23 X 106 a 24X106 psi. Os fios têm um limite de elasticidade muito elevado de 50.000-280.000 psi.

Note-se que estes valores são cerca de duas vezes superiores aos das ligas de ouro. Assim, um dos maiores inconvenientes das ligas de ouro, nomeadamente o baixo limite de elasticidade, foi ultrapassado com a introdução do aço inoxidável.

Em geral, o aço inoxidável tem uma excelente formabilidade; pode ser soldado, tem uma boa resistência à corrosão, um retorno elástico adequado, um custo moderado e um baixo coeficiente de resistência ao atrito. Não é de admirar que estes arames tenham sido os materiais de eleição durante anos e que continuem a ser amplamente utilizados até à data.

LIGAS DE NÍQUEL-TITÂNIO

As ligas de níquel-titânio têm certas propriedades caraterísticas associadas a elas. Estas propriedades são exibidas principalmente devido à sua estrutura cristalina. A temperaturas mais elevadas, a estrutura cristalina é a de um corpo cúbico centrado (BCC) e é designada por AUSTENITE. A temperaturas mais baixas, a estrutura cristalina é a de uma estrutura hexagonal fechada, denominada MARTENSITE.

As duas propriedades mais importantes das ligas de níquel-titânio são

1. MEMÓRIA DE FORMAS
2. SUPER ELASTICIDADE

Estas propriedades seriam melhor compreendidas, se a transição da fase austenítica para a fase martensítica fosse explicada.

Considere o gráfico abaixo:

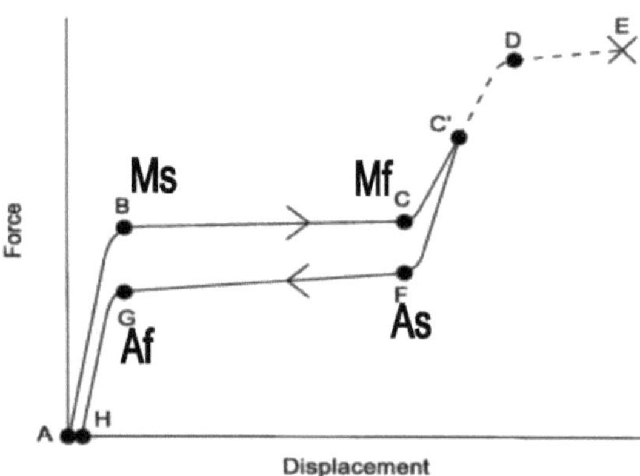

Este gráfico ilustra uma curva tensão-deformação que ilustra as alterações observadas nas ligas de níquel-titânio[15] . A secção A-B representa a deformação puramente elástica da fase austenítica. A tensão correspondente ao ponto B é a tensão mínima em que ocorre a transformação. Este ponto é conhecido como o início martensítico ou fase Ms. No ponto C, a transformação para martensite está terminada; isto é conhecido como a fase de acabamento martensítico ou Mf. A diferença entre os declives de A-B e B-C indica a facilidade com que a transformação ocorre. Após a transformação estar concluída em C (Mf), a estrutura martensítica deforma-se elasticamente, representada pela secção C-D.

Os arcos ortodônticos, em uso clínico, quase nunca são tensionados nessa região; portanto, essa parte do gráfico geralmente não é vista em ilustrações da resposta dos arcos ortodônticos.

Outro aspeto a ter em conta é o facto de a inclinação de A-B ser diferente da de C-D. C-D é relativamente mais horizontal. Assim, podemos dizer que a fase A-NiTi é mais rígida do que a fase M-NiTi. No ponto D, a tensão de cedência da fase martensítica é atingida, e o material deforma-se plasticamente até ocorrer a rotura em E.

Esta curva representa a curva de CARGA desta liga.

Uma das caraterísticas mais importantes destas ligas é o facto de a curva de carga diferir da curva de DESCARGA no limite proporcional. Este facto é representado pela curva C' - H.

Se a tensão for libertada antes de atingir o ponto D, como um ponto C' no diagrama, a descarga elástica da estrutura martensítica ocorre ao longo da linha C' - F.

No ponto F, inicia-se a transformação inversa para a estrutura austenítica, designada por ponto de início austenítico ou as. Esta transformação para a austenite continua e termina no ponto G, designado por ponto de acabamento austenítico ou ponto Af. G-H representa a descarga elástica da fase austenítica. Deve notar-se que uma pequena parte da deformação total pode não ser recuperada devido a alterações irreversíveis durante a carga ou descarga.

Deve-se observar que esta liga não obedece à lei de Hooke. Este facto deve-se à mudança de fase que ocorre. Por este motivo, as propriedades destas ligas não são comparadas com as das ligas tradicionais, como o aço inoxidável numa forma convencional.

Além disso, no aço e em quase todos os outros metais, a mudança de fase ocorre a uma temperatura de transição de centenas de graus. No Níquel-Titânio, as transições de fase entre as formas austenítica e martensítica ocorrem a uma temperatura de transição relativamente baixa. Esta temperatura a que ocorre a transição é a gama de temperaturas de transição (TTR). Voltemos agora às propriedades do níquel-titânio, nomeadamente a memória de forma e a superelasticidade.

MEMÓRIA DE FORMA: A memória de forma refere-se à capacidade do material para "recordar" a sua forma original depois de ter sido deformado plasticamente na forma martensítica.

Numa situação típica, uma determinada forma é definida enquanto a liga é mantida a uma temperatura elevada, ou seja, está numa forma austenítica. Quando a liga é arrefecida abaixo da temperatura de transição, muda para uma forma martensítica. Agora, pode ser deformada plasticamente. Quando este metal deformado é novamente aquecido, ocorre a transição inversa, da martensite para a forma austenítica. Assim, a forma original é restaurada. Esta propriedade também é chamada de TERMOELASTICIDADE.

SUPERELASTICIDADE

Se for induzida tensão na liga de níquel-titânio, como mostra o gráfico, a forma austenítica muda para uma forma martensítica. Assim, pode dizer-se que se trata de um equivalente mecânico da alteração que se observa devido ao arrefecimento da austenite (no arrefecimento, a austenite muda para martensite).

Por outras palavras, a liga austenítica sofre uma transição na estrutura interna em resposta à tensão, sem necessidade de uma mudança significativa de temperatura. Isto é possível porque a TTR para estas ligas é muito próxima da temperatura ambiente.

Se nesta forma martensítica, as tensões que foram aplicadas são libertadas, então volta à sua forma austenítica. Assim, apresenta a mesma propriedade que foi observada no arrefecimento e no aquecimento. Esta propriedade é designada por Super elasticidade e Kusy também a designou por Pseudoelasticidade[16] .

Quer se trate de termo ou pseudo - elasticidade, a transição da martensite para a austenite (representada por F-G na curva tensão-deformação) ocorre com facilidade. Isto significa que a quantidade de força (tensão) permanece quase constante. Agora, se um Archwire fosse carregado até o ponto C' e solto, então o fio exerceria uma força constante (e baixa) sobre o dente do ponto F ao G, que é uma distância considerável. Assim, podemos dizer que este fio exerceria uma força baixa e constante numa distância considerável. Efetivamente, em termos clínicos, o gráfico tensão-deformação seria representado da seguinte forma

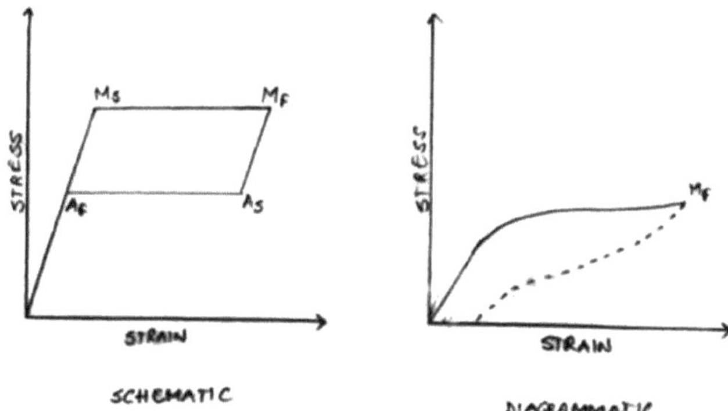

Existem duas outras propriedades associadas a estas ligas.

(A) Histerese:

Quando o fio de níquel-titânio austenítico é submetido a uma tensão, observa-se que a curva de carga difere da sua curva de descarga. Esta reversibilidade tem associada uma perda de energia, a que se dá o nome de histerese. Considere o diagrama apresentado a seguir.

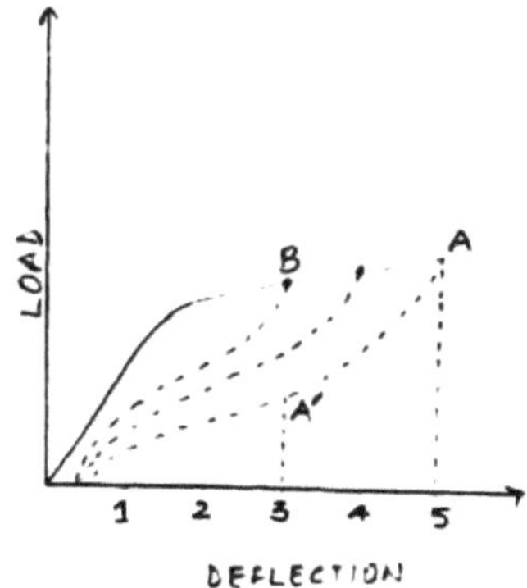

Este diagrama mostra que a curva de descarga é diferente para todas as quantidades de ativação: 5 mm, 4 mm, 3 mm, etc. Considere um caso em que o dente precisa de ser movido 5mm.

Ao ligar o dente, a curva tensão-deformação (carga-deflexão) será a indicada no ponto A. Suponha que este dente se moveu uma distância de 2 mm quando o doente regressa da próxima vez. A quantidade de equilíbrio do movimento a ser efectuado é de 3 mm. Assim, com o fio ligado inicialmente, a quantidade de força que será observada é representada por A'. Se este fio for removido e ligado novamente, o fio será agora tensionado até ao ponto B (que corresponde a 3 mm de ativação). Assim, agora, só por voltar a ligar o fio, podemos gerar mais quantidade de força ou podemos alterar a força que actua no dente só por voltar a ligar o fio do arco. Essa propriedade é exclusiva dos fios NiTi.

(B) Efeito da temperatura nas caraterísticas de flexão.

O comportamento de deflexão da carga da maioria destes fios é marcadamente afetado pela temperatura[17] . O efeito geral é mostrado esquematicamente na figura abaixo.

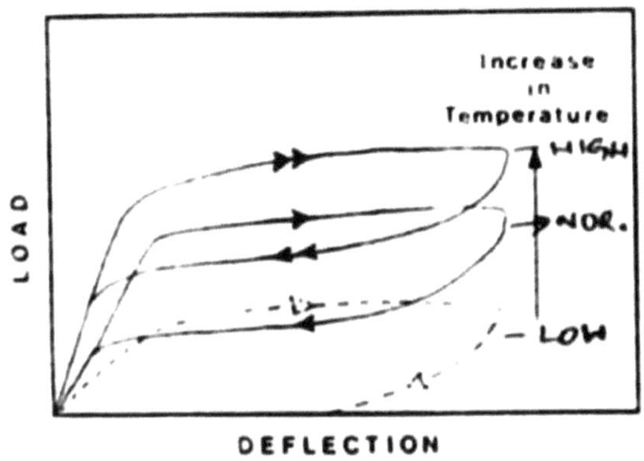

Esta curva carga-deflexão ou tensão-deformação é para o mesmo fio. A única diferença é a temperatura. Pode ver-se que a curva do meio é a do fio à temperatura ambiente normal. Ele exerce uma quantidade específica de força ao carregar e descarregar. Agora, veja a curva ou uma temperatura mais alta. Aqui vê-se que o declive inicial do gráfico carga-deflexão aumenta subitamente e tanto a curva de carga como a de descarga são mais elevadas. O inverso é verdadeiro para temperaturas mais baixas.

Assim, pode dizer-se que qualquer fio A-NiTi exercerá uma força maior a uma temperatura mais elevada e uma força menor a uma temperatura mais baixa.

LIGAS DE NÍQUEL-TITÂNIO CONVENCIONAIS/ESTABILIZADAS

O "Nitinol" foi desenvolvido no início dos anos 60 por William F. Buehler, um metalúrgico investigador do Naval Ordnance Laboratory, Silver Springs, Maryland[18, 19, 20] . O nome "Nitinol" é um acrónimo derivado dos elementos que compõem a liga. Ni- para Níquel, Ti-titânio e nol para Naval Ordinance Laboratory. A utilização clínica do níquel-titânio foi iniciada por Andreasen em maio de 1972. Esta primeira liga era uma composição 50:50 de liga de níquel-titânio. No entanto, esta liga era uma liga com memória de forma apenas na sua composição. De facto, esta liga era passiva, uma vez que o efeito de memória de forma (SME) tinha sido suprimido pelo trabalho a frio do fio durante a trefilagem a mais de 8-10%. Por conseguinte, esta liga já se encontrava na sua fase martensítica, e é designada por ligas estabilizadas de níquel-titânio. A Proffit refere-se a estas ligas como M-NiTi's.

A curva tensão-deformação para este fio incluiria apenas a curva de carga a partir do ponto C (circulado abaixo). Não segue a curva de descarga viz. C'-F-G-H, uma vez que a mudança de fase de martensite para austenite não ocorre nestes arames. Note-se que a curva tensão-deformação é linear para estes fios, semelhante à dos aços inoxidáveis.

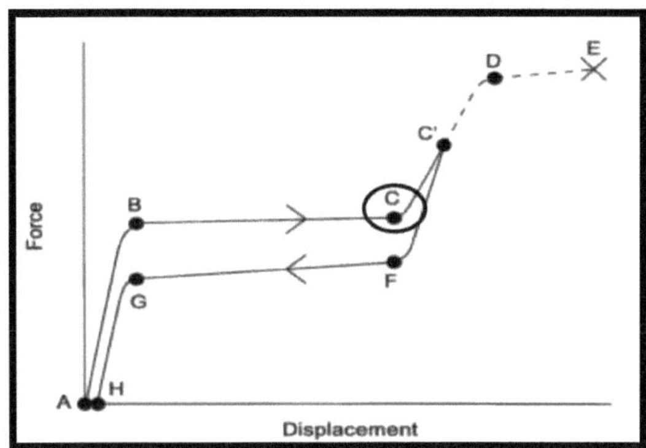

Como não há mudança de fase, não apresenta a propriedade de memória de forma ou super elasticidade.

O que era tão atrativo nesta liga martensítica estabilizada era a sua baixa força por unidade de desativação, ou seja, a sua baixa rigidez. Em comparação com a concorrência da época, este fio era bastante elástico - fornecendo apenas um quinto a um sexto da força por unidade de desativação e satisfazendo assim melhor o critério de força leve e contínua. E, tal como todos os seus antecessores de fio, a sua rigidez era linear como uma mola, resultando numa perda igual de força para um incremento fixo de desativação. Quando esta rigidez foi combinada com o seu excelente alcance e elevado retorno elástico, poder-se-ia presumir que este fio era o ideal. No entanto, não demorou muito para que a sua falta de formabilidade fosse reconhecida como uma limitação, especialmente quando os fios se partiam. A falta de formabilidade mantém-se hoje em dia, mas a fragilidade inicial que afectou os primeiros produtos de nitinol há muito que foi corrigida.

O nitinol não pode ser dobrado com instrumentos de ponta afiada. Parte-se facilmente quando dobrado sobre uma aresta afiada. Além disso, não pode ser soldado ou unido com sucesso a si próprio sem recozimento.

O fio tem uma resistência à tração moderadamente elevada de 250.000 psi, com um módulo de elasticidade baixo de 4.800.000 psi.

No entanto, é de notar que as comparações in vitro entre o "Nitinol" e o aço inoxidável multiestrato produziram resultados equívocos. Barrowers, ao comparar o "Nitinol" de 0,016 polegadas com o aço inoxidável multiestrato de 0,0175 polegadas, verificou que o Nitinol apresentava um maior intervalo de trabalho. Kusy e Stevens verificaram que o aço inoxidável de 0,015 polegadas com múltiplos fios era mais flexível do que qualquer fio de "Nitinol" e que o primeiro era incomparável no que respeita à aplicação de força ligeira numa vasta gama.

Outras ligas martensíticas comercializadas mais tarde têm uma resistência e elasticidade semelhantes às do Nitinol, mas uma melhor conformabilidade.

Nesta liga, as vantagens da memória de forma, da super elasticidade e da histerese não podem ser aproveitadas, uma vez que a liga já se encontra na fase martensítica.

LIGAS SUPERELÁSTICAS DE NÍQUEL E TITÂNIO (Austentico ativo)

Em 1985, Burstone et al, relataram o uso clínico e laboratorial de uma nova liga de níquel-titânio super elástica, chamada Chinese Niti[21] . Esta liga de níquel titânio foi desenvolvida especialmente para aplicações ortodônticas pelo Dr. Tien Hua Cheng e associados no Instituto Geral de Pesquisa de Metais Não Ferrosos em Pequim,

China e daí o nome.

Simultaneamente, foi produzido um fio japonês de liga de Niti pela Furukawa Electric Co, que foi relatado pela primeira vez por Miura et al em 1986[22] .

Estes fios, na sua condição "tal como foram recebidos", estavam na fase austenítica e apresentavam a propriedade de super elasticidade. Estes fios eram capazes de fazer uma transição de fase (ao contrário das ligas de níquel-titânio estabilizadas originais) sob condições de tensão e temperatura, e são denominados "activos" para fins clínicos. Os fios de arco austeníticos "activos" NÃO se destinam a sofrer uma transformação de fase à temperatura da boca, pelo que a sua super elasticidade resulta da indução de tensão, como na ligadura do fio de arco.

Assim, quando ligado, a fase austenítica transforma-se na fase martensítica. Quando o fio é deixado na boca, volta a transformar-se de martensítico em austenítico, ao longo de um período de tempo devido à libertação de tensões. No processo, ele segue a curva de 'descarregamento', como foi mostrado anteriormente. Assim, estas ligas são capazes de exercer uma força baixa e contínua sobre o dente.

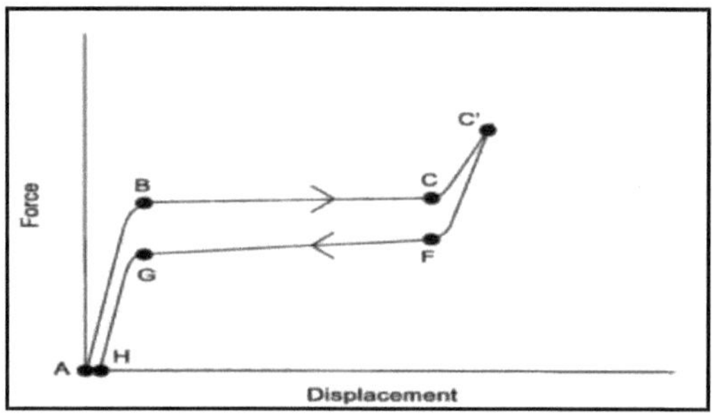

Para além disso, atar novamente um fio Archwire é benéfico neste caso, uma vez que a qualidade da "histerese" é observada nestes fios.

No entanto, este fio tem uma desvantagem significativa para o ortodontista: a dobragem do fio é praticamente impossível com estas ligas. Por conseguinte, se tiver uma forma de arco pré-fabricada, não será possível alterá-la de acordo com as necessidades de cada indivíduo.

Miura[23] et al tentaram ultrapassar o inconveniente da limitada formabilidade através de um processo conhecido como DERHT ou Tratamento Térmico de Resistência Eléctrica Direta.

Com este procedimento foi possível

1) Dobrar o fio

2) Variar a força aplicada pelos vários segmentos do Archwire.

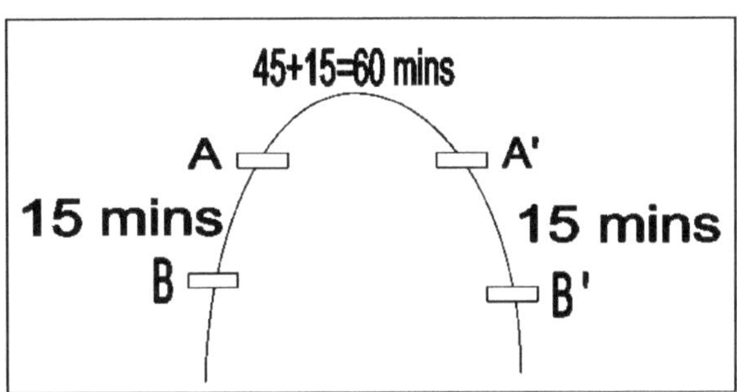

Dobrar o fio: O equipamento utilizado para este efeito consiste em dois alicates ligados a dois eléctrodos. O fio é mantido entre os dois eléctrodos. Quando a corrente eléctrica passa pelos eléctrodos, devido à resistência, o fio aquece. Neste momento é possível dobrar o fio.

Variando a força aplicada por vários segmentos do Archwire: Considere a figura acima. A-A' representa o segmento anterior. A-B e A'-B' representam os segmentos pré-molares dos dois lados.

Primeiro, o fio foi mantido nos pontos A e A'. Foi passada corrente eléctrica através do fio durante um período de 45 minutos.

De seguida, o fio foi mantido entre os pontos B e B'. A corrente eléctrica foi passada através do fio durante 15 minutos. Desta vez, a corrente passou não só pelos segmentos pré-molares mas também pelos segmentos anteriores, ou seja, A-A' (porque estes pontos se situam entre B e B').

Assim, o tempo total de passagem da corrente pelo segmento pré-molar foi de apenas 15 minutos. No entanto, o tempo total de passagem da corrente pelo segmento anterior foi de 45+15=60 minutos.

Depois disso, foi observado que, para uma dada quantidade de ativação, a força gerada pelo segmento anterior (corrente passada por 60 minutos) era menor do que a do segmento pré-molar (corrente ignorada por 15 minutos). E, por sua vez, o segmento pré-molar gerou forças menores do que as do segmento molar (através do qual não foi passada corrente).

Assim, quanto mais tempo passava a corrente, menores eram as forças geradas por esse segmento do fio. Mas, para além de um determinado período de tempo, não se produziram grandes variações na força exercida pelo fio Archwire.

No entanto, este método não foi utilizado para variar a força ao longo de um fio de arco, uma vez que o procedimento é demasiado moroso e complicado. Mas é utilizado para dobrar os fios de arco (por exemplo, o ARCHMATE do nosso departamento funciona segundo o mesmo princípio).

Nova aplicação do fio retangular superelástico de NiTi (Utilização do efeito de memória de forma na formação de arcos ideais)

No tratamento térmico, a liga super elástica NiTi não só altera o seu nível de força, como também memoriza a forma. Esta última caraterística torna possível condicionar um Archwire de modo a que memorize uma determinada forma de arco, incluindo o torque, a angulação e os movimentos bucolinguais. O Archwire pode, portanto, ser formado no laboratório antes do tempo, em vez de usar o precioso tempo da cadeira. A forma da arcada será também mais exacta do que se fosse dobrada no consultório.

Miura et al. desenvolveram a seguinte técnica para fazer formas de arco pré-cirúrgicas individualizadas usando um modelo de configuração:

1. Colar os brackets diretamente nos dentes. Faça uma impressão de silicone de cada arcada. Faça um conjunto separado dos mesmos brackets e solde um fio de ligação a cada base de bracket para evitar que o bracket se

desloque (Fig. 1). Coloque os novos brackets na impressão de silicone (Fig. 2) e faça moldes de gesso.

2. Montar os moldes num articulador (Fig. 3) e alinhar os dentes nas suas posições pós-cirúrgicas (Fig. 4).

3. Ligar os fios NiTi superelásticos aos moldes de trabalho (Fig. 5).

4. Cobrir cada molde de trabalho com o mesmo gesso utilizado para fazer os moldes e tratá-lo termicamente num forno elétrico (Fig.6). Confirmar a temperatura do tratamento térmico com um termopar de cromel-alumel.

O tratamento a 510°C durante três a cinco minutos proporciona as condições adequadas para que o Archwire memorize com exatidão a forma ideal da arcada (Fig. 7). É possível apreciar as dobras no Archwire fabricado por este método (Fig. 7).

A Fig. 8 mostra um dos casos tratados por este método.

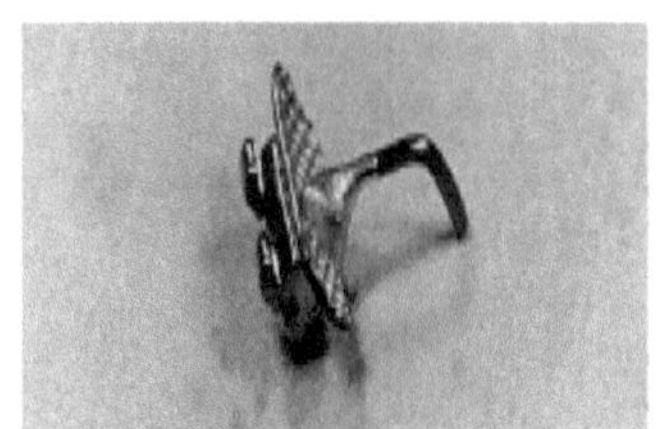

Fig.1

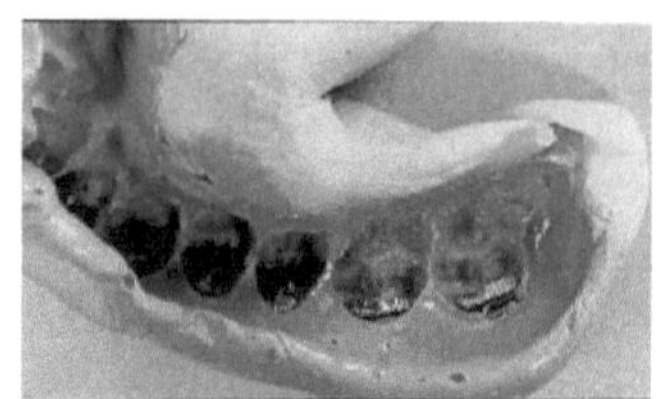

Fig.2

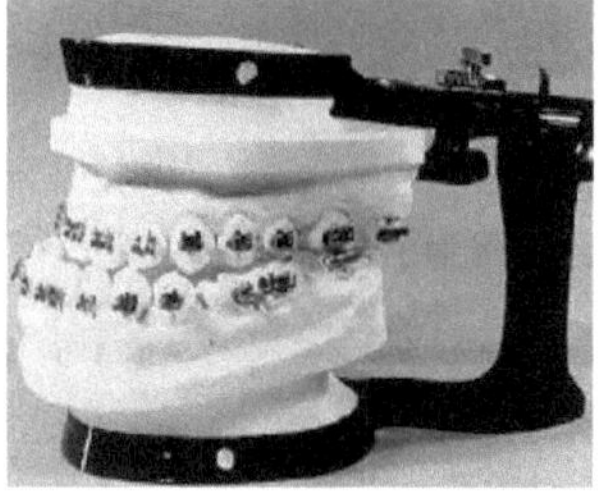

Fig.3

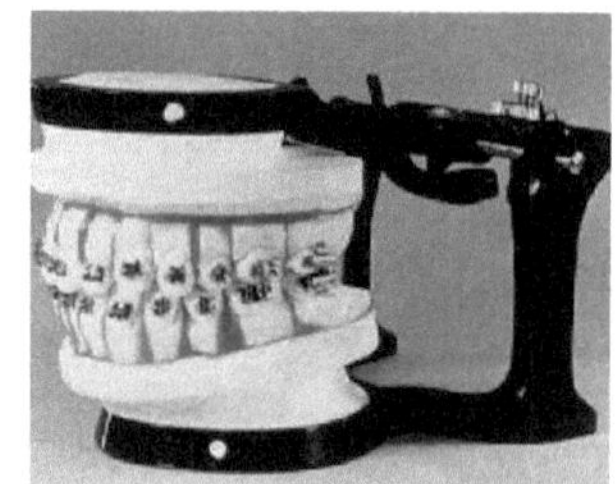

Fig.4

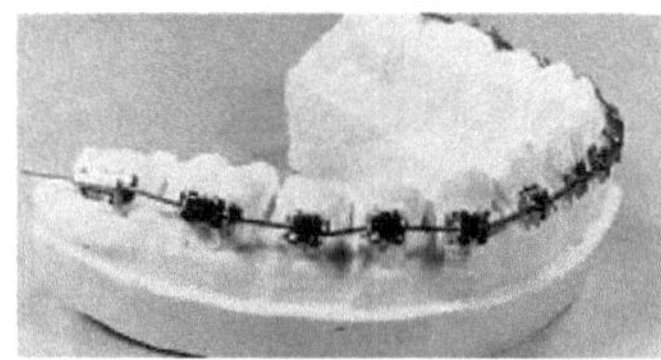

Fig.5

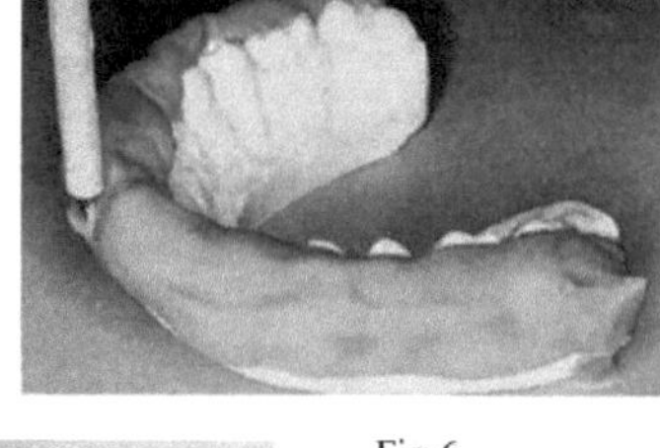

Fig.6

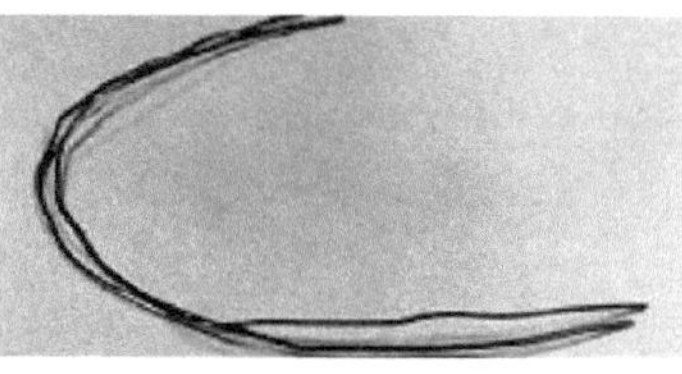

Fig.7

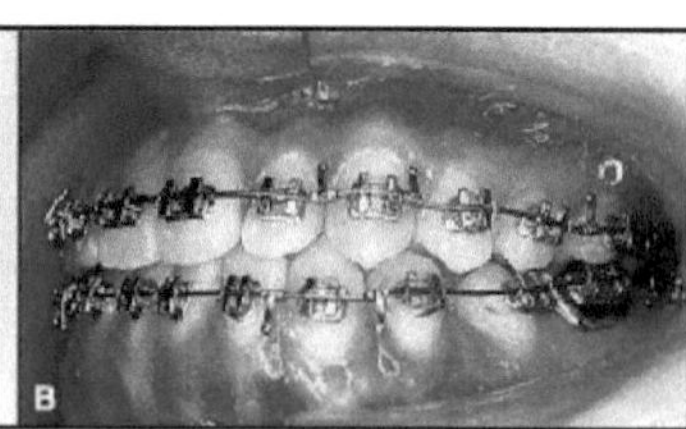

Fig.8

Propriedades dos Niti's super elásticos: A rigidez e o módulo de elasticidade dos A-Niti's não podem ser realmente estimados na fase de transição. A martensite representa uma fase de baixa rigidez com um módulo de elasticidade de 31-35 Gpa e uma resistência à tração final de cerca de 1,4 a 1,7 Gpa. A austenite representa a fase de elevada rigidez com um módulo de elasticidade de 84 a 98 Gpa e uma resistência final de 0,84 Gpa.

TERMODINÂMICA DAS LIGAS DE NÍQUEL-TITÂNIO

Após a experimentação, observou-se que a gama de temperaturas de transição (TTR) das ligas de níquel-titânio podia ser alterada e, de facto, cuidadosamente controlada utilizando determinados procedimentos e adições.

Sachdeva[25] afirmou que os factores que afectam o TTR destas ligas incluem

1. Quantidade de teor de níquel.

2. Temperatura de recozimento

3. Quantidade de trabalho a frio

4. Quantidade do terceiro elemento, que é o cobre (cu).

Quantidade de teor de níquel

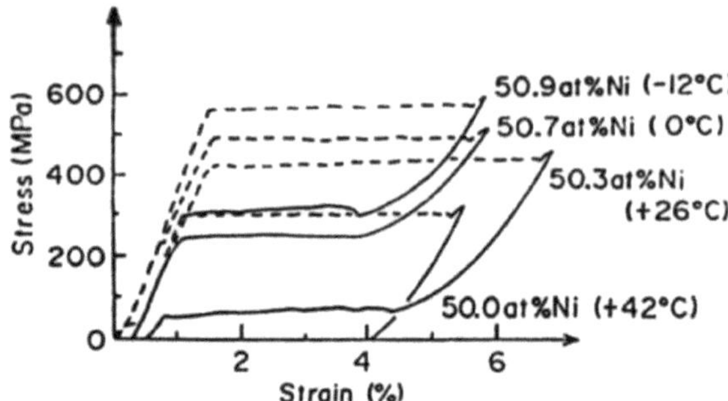

Este gráfico mostra a curva tensão-deformação em concentrações variáveis de níquel e a forma como esta afecta a temperatura de transição.

Temperatura de recozimento

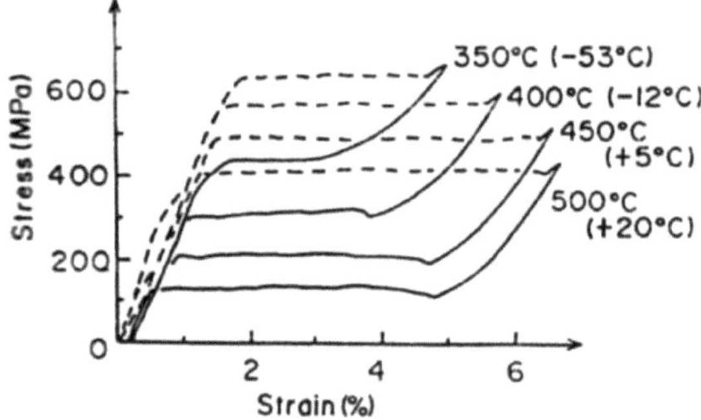

Tanto as tensões para a deformação superelástica como para a recuperação superelástica aumentam com a diminuição da temperatura de recozimento, e a temperatura de transformação inversa diminui com a diminuição da temperatura de recozimento.

Cobre - O Terceiro Elemento

As adições de cobre aumentam a resistência e reduzem a energia perdida, conforme medido pela área dentro da sua primeira e segunda região de planalto (ou seja, a diferença entre (B-C e F-G, na curva tensão-deformação). Infelizmente, estes benefícios ocorrem à custa do aumento da sua temperatura de transformação de fase acima da temperatura da cavidade oral ambiente. Para compensar este efeito indesejável, é adicionado 0,5% de crómio para fazer regressar a temperatura de transformação a 27°C. (Por conseguinte, uma destas ligas super elásticas de cobre NiTi™ contém adições de liga de nominalmente 5-6% de cobre e 0,2 a 0,5% de crómio).

Assim, utilizando estas variáveis, os fabricantes conseguiram fabricar arames com TTR's diferentes. Isto significa que a fase de acabamento austenítico (Af) é atingida a diferentes temperaturas. Esta temperatura é designada por temperatura de acabamento austenítico ou temperatura Af.

Agora, deve ser lembrado que uma das propriedades das ligas de Níquel-Titânio é o efeito da temperatura nas caraterísticas de flexão. Um fio de arco a uma temperatura mais elevada exerce uma força maior do que a uma temperatura mais baixa. Considere um fio com uma temperatura Af de 27° C. Quando está a esta temperatura, exerce alguma força. Mas quando inserido na cavidade oral a 37° C, exercerá uma força maior. Mas um fio de arco com uma temperatura Af de 20°C exercerá uma força ainda maior, embora as dimensões dos DOIS fios sejam as mesmas).

Assim, de facto, o que o fabricante faz ao variar a temperatura do Af é que um fio com dimensões semelhantes pode exercer forças variáveis na cavidade oral.

Utilizando as variáveis acima mencionadas, os fabricantes desenvolveram arcos com diferentes temperaturas Af, sendo os mais comuns classificados como

TIPO I: À temperatura - 10-15 C°

TIPO II: À temperatura de - 27 C°

Tipo III: à temperatura de - 35 C°

Tipo IV: Temperatura AF - 40 °C.

Fio tipo I - Af 10-15⁰ C

Segundo Sachdeva, os aparelhos com temperaturas Af de 10-15°C parecem gerar as forças necessárias para o movimento radicular, apesar de serem necessários fios de secção retangular nesses casos.

Fio Tipo II - Af 27 C°

Este fio gera as forças mais elevadas dos três (tipos II, III, IV) e é o mais utilizado:

Em pacientes que têm um limiar de dor médio ou superior.

Em pacientes com uma saúde periodontal normal.

Em pacientes em que é necessário um movimento dentário rápido e o sistema de forças gerado pelo Archwire ortodôntico é constante.

Fio tipo III -Af 35°C.

Este fio gera forças na gama média e é melhor utilizado:

Em doentes com um limiar de dor baixo a normal.

Em doentes cujo periodonto está comprometido.

Quando se pretendem forças relativamente baixas.

Fio tipo IV - Af 40°C

Estes fios geram forças de tração dentária apenas quando a temperatura da boca excede os 40ºC. Estas forças são intermitentes por natureza. As indicações para a utilização desta liga incluem:

Pacientes sensíveis à dor.

Pacientes que têm condições periodontais comprometidas.

Quando o movimento dentário é deliberadamente retardado; ou seja, quando o paciente pode não ser capaz de visitar o ortodontista regularmente ou a sua cooperação é muito fraca e o ortodontista não quer que as coisas fiquem fora de controlo.

Este fio é muito útil como fio retangular inicial.

Deve notar-se que a taxa de tensão gerada por ligas NiTi de alta temperatura de transformação, isto é, 40°C e acima, pode ser muito elevada quando a temperatura de deformação excede 40°C e ocorre a transformação de fase.

FIOS DE NÍQUEL TITÂNIO TERMODINÂMICOS GRADUADOS

A opinião contemporânea afirma que a resposta de um dente à aplicação de força e a taxa de movimentação dentária dependem da área de superfície do periodonto. Isto significa que o Archwire ideal não só deve aplicar uma força constante e baixa aos dentes desalinhados, mas também deve ser capaz de variar o seu nível de aplicação de força, de acordo com a área do periodonto envolvida. Até à data, apenas um fabricante conhecido (GAC) pôs isto em prática, desenvolvendo o fio "Bioforce". Já é possível produzir variações no fornecimento de força do Archwire entre fios de arco de dimensões idênticas, especificando temperaturas de transição dentro de determinados intervalos. Os fabricantes levaram este processo um passo à frente, introduzindo uma temperatura de transição variável dentro do mesmo Archwire. Isto assume a forma de um fornecimento de força graduado dentro do mesmo Archwire de alinhamento, fornecendo forças leves de aproximadamente 80 g anteriormente, e uma força mais pesada de 300 g posteriormente. O nível de força aplicado é, portanto, graduado ao longo do comprimento da arcada de acordo com o tamanho do dente.

Uma palavra de cautela: É importante perceber que as ligas de NiTi actuais, disponíveis no mercado, apresentam uma variedade de relações tensão versus deformação. Estas variam desde a demonstração de elasticidade linear, super elasticidade e o que pode ser considerado um comportamento intermédio. Em geral, o fabricante influencia esta caraterística ao afetar a relação de trabalho a frio do material e o seu tratamento térmico. Por isso, o operador deve ter cuidado ao selecionar fios desta liga.

Um ponto a ser ponderado: Os fabricantes foram apanhados numa pressa tão grande para produzir o Archwire de alinhamento definitivo que muito pouca atenção foi dada ao comportamento in vivo desses materiais. Até o momento, existem inúmeros relatos de casos sobre o desempenho clínico de vários arcos superelásticos e termodinâmicos, mas apenas dois estudos clínicos prospectivos randomizados com Archwire tentaram avaliar as habilidades de alinhamento e nivelamento desses arcos durante períodos de tempo limitados (O'Brien et al., 1990; West et al., 1995). Estes ensaios não conseguiram demonstrar quaisquer diferenças significativas nas capacidades de alinhamento dos fios super elásticos versus fios de 'Nitinol'. Sugere-se, portanto, que, para além dos testes laboratoriais de bancada, o desempenho destes "fios de arco ideais" deve ser avaliado de forma controlada a nível clínico, antes de qualquer dos fabricantes afirmar que o desempenho clínico melhorado pode ser validado.

ALFA-TITÂNIO E BETA-TITÂNIO

O titânio puro tem diferentes formas cristalográficas a altas e baixas temperaturas. A temperaturas inferiores a 885° C, a rede hexagonal fechada ou alfa é estável, enquanto que a temperaturas mais elevadas o metal reorganiza-se num cristal cúbico centrado no corpo ou beta.

As ligas de titânio alfa são obtidas pela adição de 6% de alumínio e 4% de vanádio ao titânio. Devido à sua estrutura hexagonal, possui menos planos de deslizamento, o que o torna menos dúctil do que o titânio B. Os planos de deslizamento são os planos de átomos num cristal que podem deslizar uns sobre os outros durante a deformação permanente. Quanto maior for o número de planos de deslizamento, mais fácil é deformar o material. O cúbico centrado no corpo do titânio B tem dois planos de deslizamento, enquanto que as estruturas hexagonais do titânio alfa têm apenas um plano de deslizamento ativo ao longo da sua base, tornando-o menos dúctil.

O titânio alfa endurece ao absorver iões de hidrogénio livres intra-orais, que o transformam em hidreto de titânio, à temperatura oral de 37°C e 100% de humidade. Mollenhauer referiu que, após seis semanas na boca, o fio se torna frágil para dobrar, pelo que quaisquer modificações, se necessárias, devem ser efectuadas no prazo de seis semanas.

Atualmente, o fio está disponível como uma combinação, a secção anterior é retangular de 0,018" X 0,025" para controlo do binário e travagem, enquanto a secção posterior é oval, afunilando de 0,018" para 0,017". Por conseguinte, pode ser utilizado como um fio de fecho.

BETA TITÂNIO (TITANIUM MOLYBDENUM ALLOY OR T.M.A.) O B-Titânio é uma das novas ligas a ser introduzida na profissão ortodôntica. O titânio tem sido usado como metal estrutural desde 1952, e seu possível uso em ortodontia tem sido sugerido periodicamente. A falta de sucesso de tal aplicação até agora pode ser explicada pelas caraterísticas de "spring back" e pelo desenvolvimento cronológico da metalurgia do titânio. Para competir com o aço inoxidável, um fio deve possuir uma resistência proporcional ao rácio entre o limite de elasticidade e o módulo de elasticidade (YE/E). Este rácio para o fio ortodôntico típico de aço inoxidável é de aproximadamente 1,1 X 10^{-2} , tal como para algumas das ligas de ouro à base de cobalto - crómio - níquel. As primeiras aplicações industriais do titânio utilizavam material comercialmente puro, ou seja, 99,2% de titânio. A uma temperatura inferior a 1625°F, este metal tem uma forma cristalina hexagonal compactada (HCP), com valores de módulo à temperatura ambiente e de limite de elasticidade de 15,5 X 10^{6} psi e 55 X 103 psi, respetivamente. O rácio destes valores é de 0,35 X 10^{-2} , o que implica que um aparelho construído em titânio puro teria apenas um terço da deflexão elástica máxima de um aparelho comparável em aço inoxidável. Na segunda fase da cronologia do titânio, assistiu-se ao desenvolvimento de ligas de titânio, mas ainda baseadas numa estrutura hexagonal compactada. Esta liga comercial tem uma relação entre o limite de elasticidade e o módulo de elasticidade de 0,87 X 10^{-2} , ainda inferior ao aço inoxidável. Na década de 1960, uma forma completamente diferente de liga de titânio para "altas temperaturas" tornou-se disponível.

A uma temperatura superior a 1625°F, o titânio puro reorganiza-se numa estrutura cúbica centrada no corpo (B.C.C.), designada por fase "Beta". Com a adição de elementos como o molibdénio ou o colúmbio, uma liga à base de titânio pode manter a sua estrutura beta mesmo quando arrefecida à temperatura ambiente. Tais ligas são referidas como titânio estabilizado beta. A liga e a estrutura cúbica centrada no corpo conferem um conjunto único de propriedades.

Goldberg e Burstone demonstraram que, com o processamento adequado de uma liga de titânio beta com 11% de molibdénio, 6% de zircónio e 4% de estanho, é possível desenvolver um fio ortodôntico com um módulo de elasticidade de 9,4 X 10^6 psi e uma resistência ao escoamento de 17 X 10^4 psi. A relação YS/E resultante de 1,8 X 10^2 é superior a 1,1 X 10^{-2} para o aço inoxidável.

O beta-titânio é uma nova liga ortodôntica com propriedades únicas e um excelente equilíbrio de propriedades, adequada para muitas aplicações ortodônticas. Para uma determinada secção transversal, pode ser desviado aproximadamente duas vezes mais do que o fio de aço inoxidável sem deformação permanente[26] . Fornece valores de força inferiores a metade dos do aço inoxidável. Estas propriedades tornam possível a utilização de fios rectangulares maiores para um controlo mais rápido ou mais completo do binário, mantendo ou reduzindo a taxa de carga/deflexão. A sua excelente gama elástica e resiliência equivalem a uma maior eficiência de ativação. A gama plástica alargada do T.M.A. torna-o altamente moldável, prontamente dobrado para laços ou curvas de compensação. Os fios podem ser diretamente soldados entre si sem perda apreciável das propriedades mecânicas, o que simplifica a colocação de batentes, ganchos intermaxilares e auxiliares activos, como a mola de dedo.

O equilíbrio das propriedades físicas do beta-titânio também o torna uma escolha ideal para arcos de utilidade. A sua excelente formabilidade torna o fabrico de arcos de utilidade bastante simples.

A T.M.A. parece estar bem adaptada como arco utilitário por três razões principais.

1. É altamente moldável e os arcos de utilidade são facilmente formados.
2. Com a sua maior resiliência, uma única ativação é tudo o que é necessário para obter correcções verticais.
3. Com a sua reduzida taxa de carga/deflexão, o controlo do binário dos incisivos pode ser obtido mantendo-se dentro dos intervalos de força aceites.

O fio de arco T.M.A. pré-formado em forma de lágrima proporciona o dobro da gama de trabalho do aço inoxidável e requer menos activações para retração. As forças moderadas do T.M.A. criam menos trauma para o paciente e aumentam o seu conforto. A retração pode ser realizada de forma mais eficiente, reduzindo o tempo de cadeira. Uma ansa em forma de lágrima de aço inoxidável produz uma força de 728 gm para 1 mm de ativação e uma ansa em forma de lágrima de T.M.A. produz uma força de 367 gms para 1 mm de ativação.

A Ormco introduziu um T.M.A. de baixo atrito que apresenta um coeficiente de atrito drasticamente reduzido para uma mecânica de deslizamento superior. Através de uma implantação exclusiva de feixe de iões, o atrito da superfície do T.M.A. é reduzido numa média de 54%. Na mecânica de deslizamento, devemos ter um atrito mínimo entre o fio e o suporte, pelo que utilizamos T.M.A. de baixo atrito. Além disso, a Ormco introduziu cores TMA que utilizam a implantação de iões de oxigénio e azoto. Com este método é possível ter fios de cores diferentes. A implantação de iões garante uma solidez da cor que não está disponível em produtos de fios revestidos. Os pacientes terão agora a oportunidade de escolher a sua cor favorita, acrescentando emoção ao que antes era uma mudança de fio rotineira.

O beta-titânio não só oferece uma melhoria nas propriedades dos aparelhos ortodônticos atualmente concebidos, com o seu maior retorno elástico, magnitudes de força reduzidas, boa ductilidade e soldabilidade, mas o seu excelente equilíbrio de propriedades deverá permitir a conceção de futuros aparelhos que proporcionem sistemas de força superiores com uma configuração simplificada

LIGA DE CRÓMIO-COBALTO

A liga de crómio-cobalto é uma liga à base de cobalto que contém 40% de cobalto, 20% de crómio, 15% de níquel, 7% de molibdénio, 2% de manganês, 0,15% de carbono, 0,4% de berílio e 15% de ferro.

Inicialmente, foi fabricado para molas de relógio pela Elgin Watch Company, daí o nome Elgiloy. Comercializado como Elgiloy, Azurloy, multiphase, Ramaloy, etc.

Tipos de fios de liga de crómio-cobalto[14] :

1. Elgiloy azul - pode ser dobrado facilmente com os dedos e alicates. O tratamento térmico da Blue Elgiloy aumenta a sua resistência à deformação.
2. Elgiloy amarelo - Relativamente dúctil e mais resistente do que o Elgiloy azul. É possível aumentar ainda mais a sua resiliência e o desempenho da mola através de tratamento térmico.
3. Elgiloy verde - Mais resistente do que o Elgiloy amarelo e pode ser moldado com um alicate antes do tratamento térmico.
4. Red Elgiloy - O mais resiliente dos fios Elgiloy, com elevadas qualidades de mola, suporta apenas um mínimo de endurecimento por trabalho. O tratamento térmico torna-o extremamente resistente.

Uma vez que o fio Elgiloy fratura facilmente após o tratamento térmico, todos os ajustes devem ser feitos antes do processo de endurecimento por precipitação.

É desejável um menor retorno de mola para todos os fios de crómio-cobalto não tratados termicamente, com exceção do Elgiloy de têmpera vermelha.

TRATAMENTO TÉRMICO:

A temperatura ideal para o tratamento térmico é de 900°F ou 482°C durante 7-12 minutos num forno dentário. Isto provoca o endurecimento por precipitação da liga, aumentando a resistência do fio à deformação.

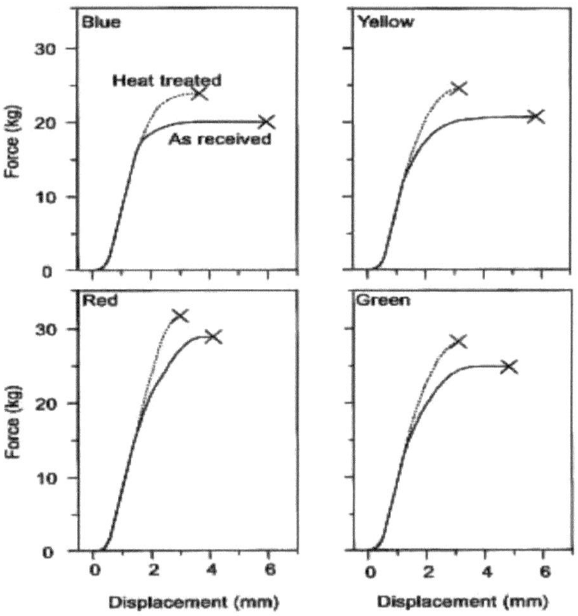

O tratamento térmico elétrico com uma unidade de tratamento térmico também pode ser utilizado com uma pasta indicadora de temperatura. O tratamento térmico aumenta o limite de elasticidade à flexão, o módulo de elasticidade; reduz a falha por corrosão em áreas localizadas onde as tensões se podem concentrar.

Os fios pré tratados termicamente serão macios e fáceis de manipular, tornando conveniente para o clínico efetuar curvas precisas com facilidade. Após o tratamento térmico, o mesmo fio obtém melhores propriedades de retorno elástico e será útil em aplicações clínicas.

A desvantagem deste arame é a tendência para endurecer no ponto em que dois segmentos são soldados ou soldadas, e o maior grau de endurecimento por trabalho quando comparado com o aço inoxidável. A soldadura deve ser efectuada com cuidado, uma vez que as temperaturas elevadas (acima de 1200°F) provocam o recozimento, com a consequente perda de rendimento e de resistência à tração. Recomenda-se a utilização de solda de baixa fusão.

As vantagens dos fios de aço inoxidável Elgiloy incluem uma maior resistência à fadiga e à distorção e uma função mais longa como mola resiliente e uma excelente formabilidade. Os elevados módulos de elasticidade do fio Elgiloy sugerem que estes fios fornecem o dobro das forças dos fios Beta Titanium e quatro vezes a força dos fios Nitinol para igual quantidade de activações.

FIOS ORTODÔNTICOS AUSTRALIANOS

Com a entrada do Japão na Segunda Guerra Mundial, os fornecimentos americanos de aparelhos e materiais ortodônticos para a Austrália tornaram-se duvidosos e, como consequência, um grupo de eminentes dentistas e metalúrgicos formou um comité para considerar o fabrico na Austrália. Esse comité também incluía o Sr. Wilcock[11] .

Foi durante este período que um projeto especial em tempo de guerra, conhecido como o "Projeto Tungsténio", levou a cabo o desenvolvimento de uma fábrica piloto na escola de metalurgia da Universidade de Melbourne, para produzir fio de filamento de tungsténio fino. O equipamento especial para a estampagem a quente, laminagem e trefilagem, teve de ser fabricado na oficina pelo Sr. Wilcock, e assim começou o seu conhecimento especial em trefilagem.

No entanto, é preciso ter sempre em mente que os fios ortodônticos eram apenas uma derivação do equipamento de investigação metalúrgica que estava a ser desenvolvido na altura. Pouco se percebeu ao que isso conduziria com as primeiras amostras fornecidas ao Dr. Begg.

O primeiro encontro efetivo com o Dr. Begg não é claro. Nada foi documentado sobre este assunto, embora o conhecimento remonte provavelmente aos anos de guerra na Universidade de Melbourne.

No início de 1946, o Sr. Wilcock deixou a Universidade para montar o seu próprio negócio e começou a produzir a maior parte do material do Dr. Begg.

Estes aparelhos para o Dr. Begg eram feitos à mão e rudimentares para os padrões actuais, no entanto eram suficientes para o mestre desenvolver a sua técnica. O principal problema do Dr. Begg, e ele deixou isso bem claro na correspondência pessoal com o Sr. Wilcock, era a necessidade real de um fio que permanecesse ativo na boca durante longos períodos. Muitos dos seus pacientes vinham de centenas de quilómetros de distância, pelo que consultas frequentes estavam fora de questão e este foi provavelmente o fator motivador para o Dr. Begg desenvolver uma técnica revolucionária, exigindo menos ajustes e, consequentemente, menos visitas. A necessidade é certamente a mãe da invenção e assim nasceu a técnica de movimentação dentária por força diferencial leve que necessitava de dois homens muito dedicados.

O Sr. Wilcock e o Dr. Begg, na sua associação, tinham-se tornado como dois velhos amigos. O que funcionava nas mãos do Dr. Begg não funcionava necessariamente nas mãos dos outros, pois ao longo dos anos o Dr. Begg tinha continuado a pedir arame cada vez mais duro, ao ponto de um principiante ter provavelmente dificuldade em manusear arame de tão alta tensão.

Por conseguinte, foi necessário classificar os fios produzidos pela A.J. Wilcock scientific and engineering, que, na altura, se situava em Melbourne, para permitir aos utilizadores escolherem o tipo de fio que poderiam utilizar:

1. Regular (no limite inferior)
2. Regular Plus
3. Especial (o meio da gama)
4. Special Plus (na gama alta)

No início dos anos 70, a procura mundial destes fios tornou-se tão grande que era imperativo procurar matérias-primas com análises corretas e em quantidades suficientes diretamente junto dos fabricantes estrangeiros. Isto, por sua vez, ajudou a desenvolver graus ainda mais elevados (premium), porque as encomendas se tornaram mais precisas e permitiram-nos produzir fios de maior resistência em quantidades suficientes.

No início da década de 1970, os aparelhos de arcos pré-formados, os auxiliares de torção, as molas, etc., começaram a ser produzidos em massa para reduzir o tempo de cadeira do ortodontista no fabrico manual de aparelhos.

No entanto, havia vários problemas graves com os aparelhos fabricados com os fios de alta resistência.

(a) . A impossibilidade, com os métodos existentes, de endireitar os fios de maior tensão de rotura para posterior conformação em aparelhos.

(b) . Ocorreu um amolecimento do trabalho nos fios que estavam a ser endireitados.

(c) . Os conceitos convencionais de conformação do fio não eram adequados para o fio único. Assim, os fios de maior resistência à tração continuavam a partir-se durante a conformação. Na maioria dos casos, isto não se devia à qualidade do fio, mas à falta de pensamento lateral no desenvolvimento de dispositivos de conformação adequados.

Estas deficiências foram ultrapassadas através da utilização de um novo processo de fabrico denominado alisamento PULSE. Até à década de 1980, era utilizado um processo denominado SPINNER straightening. Este processo implicava uma grande quantidade de trabalho a frio que resultava numa deformação permanente grave[12]. Se o fio for subsequentemente sujeito a tensão, ou mais particularmente a flexão, ocorre uma forma de deformação inversa. Os valores da tensão de cedência em tração-compressão são inferiores aos de um fio tal como foi recebido, tornando-o mais macio. Este facto pode ser explicado com base no efeito Bauschinger.

O Dr. Bauschinger observou pela primeira vez a relação entre a deformação permanente e a tensão de cedência há mais de 100 anos. Se um material for permanentemente deformado numa direção, a sua tensão de cedência é reduzida nessa direção. Mas a tensão de cedência aumenta na mesma direção

Assim, utilizaram o alisamento PULSE que não tem qualquer deformação plástica.

Este processo tem várias vantagens em relação a outros métodos de reforço:

1. Permite endireitar o fio de maior tensão, o que anteriormente não era possível.
2. A tensão de cedência de tração do material não é suprimida de forma alguma.
3. O fio tem um aspeto muito mais suave e, por conseguinte, menos fricção do suporte.

Assim, as duas primeiras deficiências, ou seja, a dificuldade de endireitar e o amolecimento do trabalho, foram largamente ultrapassadas com este novo processo. No entanto, no que respeita à terceira deficiência, ou seja, a rutura por flexão, Wilcock Jr. fez as seguintes recomendações:

1) Dobrar o fio à volta do bico plano do alicate de fio leve Begg.
2) O bico plano deve ter bordos arredondados.
3) Aquecer o fio puxando-o primeiro pelos dedos antes de o dobrar.

ABORDAGEM DE DUAS FILOSOFIAS DA FLEXIBILIDADE - ELASTICIDADE:

As propriedades únicas destes fios; e também, como estes fios diferem dos fios convencionais de aço inoxidável e de níquel-titânio podem ser compreendidos com a ajuda das seguintes equações:

A flexibilidade é uma medida da quantidade de arame que pode ser esticado sem sofrer deformação plástica.

(I). Flexibility (fl) α strain

(II). Elastic modulus (E) = $\frac{\text{yield stress}}{\text{Strain}}$

Multiplicando (I) e (II), obtém-se

$$(\text{fl}) \times (E) = (\text{strain}) \times \frac{\text{yield stress}}{\text{Strain}}$$

$$\therefore (\text{Fl}) \times (E) = \text{yield stress}$$

$$\therefore \text{Flexibility} = \frac{\text{yield stress}}{E}$$

$$\text{Elastic modulus } (E) = \frac{\text{yield stress}}{\text{Strain}}$$

$$\therefore \text{Strain} = \frac{\text{yield stress}}{\text{Elastic modulus}} \longrightarrow \quad (A)$$

Num triângulo equilátero, Área = ½ x base x altura

$\therefore$ Resilience = area under the graph

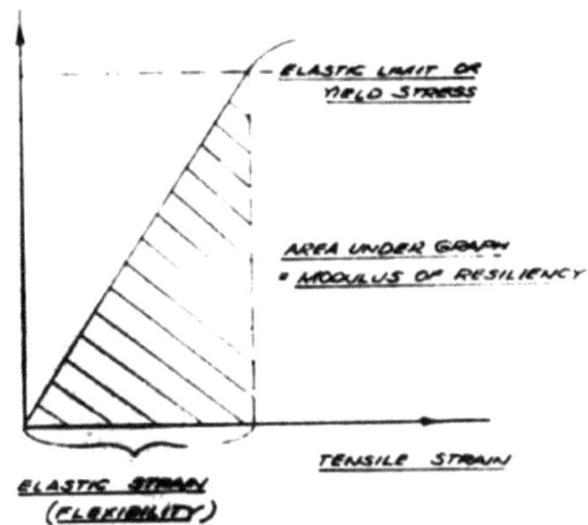

$\therefore$ Resilience = ½ x base x height

= ½ x (yield stress) x (strain)

Substituindo o valor da deformação da equação (A), obtém-se

$$\text{Resistance} = \tfrac{1}{2} \times (\text{yield stress}) \times \frac{(\text{yield stress})}{E}$$

$$\text{Resistance} = \tfrac{1}{2} \times \frac{(\text{yield stress})^2}{E}$$

$$\therefore \text{Resistance} \ \alpha \ \frac{(\text{yield stress})^2}{E}$$

$$\text{RESILIENCY} \ \alpha \ \frac{(\text{Yield stress})^2}{\text{Elastic modulus}}$$

$$\text{FLEXIBILITY} \ \alpha \ \frac{\text{YS}}{\text{E}}$$

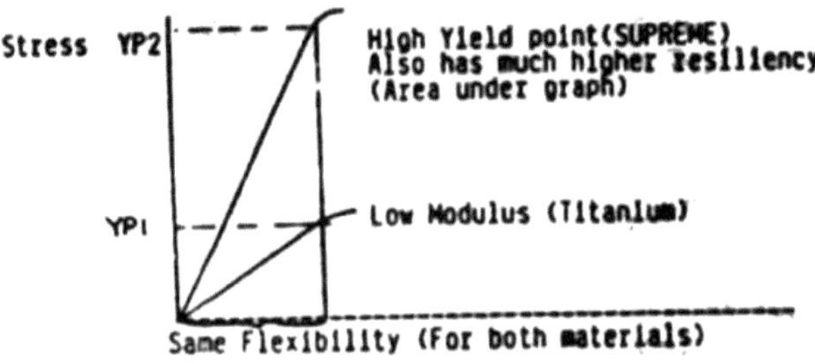

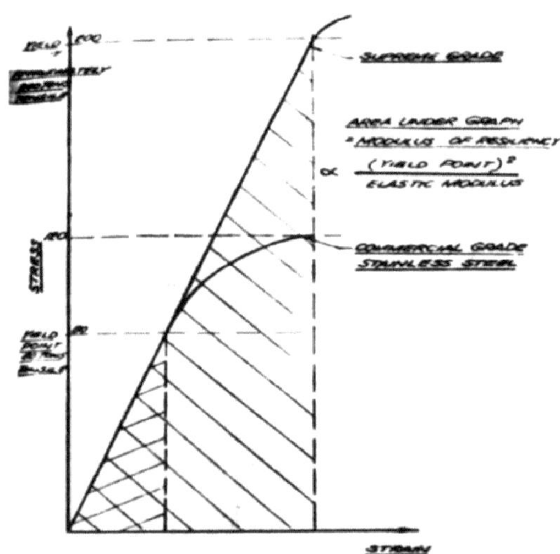

Ambas as propriedades podem ser variadas através de alterações na tensão de cedência, isto é, Regularpremium plus graduado, ou através de uma segunda abordagem de alteração do módulo de elasticidade do material do fio. A segunda abordagem tem recebido considerável atenção na última década, utilizando fios de titânio devido à sua alta flexibilidade. No entanto, uma flexibilidade semelhante pode ser conseguida através da utilização de fios de aço inoxidável 18/8 de pequeno diâmetro com pontos de escoamento ultra-elevados. Esta abordagem foi inicialmente investigada clinicamente pelo Dr. B. Mollenhauer no início dos anos 80 e tem atraído tanto interesse que atualmente produzimos quantidades consideráveis de fios de tensão ultra elevada em -008.-009. -010 e -011 polegadas de diâmetro (conhecidos como grau "Supreme"). Estes fios foram inicialmente utilizados para o alinhamento em ortodontia lingual, onde os brackets estão próximos uns dos outros, mas depois descobriu-se que optimizavam o alinhamento nos brackets labiais, reduzindo a sensibilidade dos dentes e tornando o movimento dentário mais rápido. O primeiro fio tinha um diâmetro de *-010"*, com o fio experimental seguinte, com um diâmetro de -009", as observações indicaram dois bónus; que o alinhamento suave podia ser alcançado concomitantemente com a intrusão, e que a saúde gengival parecia melhor (Mollenhauer 1987). Foi demonstrado por Hazel e West (1986) que os fios de grau supremo têm valores de flexibilidade semelhantes aos do Beta Titanium e são aproximadamente três vezes mais resistentes. Apenas o Nitinol tem uma propriedade superior em termos de flexibilidade em comparação com o fio de grau supremo, mas à custa de uma boa formabilidade e a um preço de compra muitas vezes superior ao do aço inoxidável.

O fio tem fios australianos que vêm em diferentes resiliências. Os fios são classificados e codificados por cores consoante a resiliência. São eles

- Regular com etiqueta branca

- Regular plus com etiqueta verde
- Grau especial com etiqueta preta
- Especial plus com etiqueta laranja
- Premium com etiqueta azul [anteriormente conhecido como Extra special plus (ESP)]
- Premium plus
- Grau supremo

O grau regular é o menos resistente e o grau supremo é o mais resistente de todos os fios.

Propriedades

1. A resistência à tração final dos fios endireitados por impulso é 8-12% superior à dos fios de aço inoxidável, o que indica uma maior resistência à fratura na cavidade oral.
2. A taxa de deflexão da carga é superior em 10% para o fio endireitado .016 e em 235% para os fios premium .020, o que indica que, quando utilizados para intrusão, fornecem cargas significativamente mais elevadas.
3. Os fios endireitados por impulsos têm uma gama de trabalho e padrões de recuperação significativamente mais elevados.
4. A resistência ao atrito dos fios endireitados por impulsos é inferior em 50% à dos fios de aço inoxidável.
5. Não existe uma diferença significativa nas propriedades de relaxamento da tensão.

Além disso, têm também a propriedade de relaxamento de tensão zero.

Relaxamento sem stress

Esta é a capacidade de um fio de fornecer uma força elástica leve e constante quando sujeito a uma força externa ou a forças de oclusão.

Para compreender esta propriedade, temos de saber primeiro o que significa relaxamento do stress. A alteração da tensão ao longo de um período de tempo é designada por relaxação de tensões. Depois de uma substância (fio) ter sido permanentemente deformada (dobrada), existem tensões internas retidas. Numa substância cristalina, os átomos de uma rede espacial estão deslocados e o sistema não está em equilíbrio. Esta situação não é muito estável. Pode dizer-se que os átomos deslocados se sentem "desconfortáveis" e desejam regressar às suas posições relativas normais e regulares. Com o tempo, por difusão, tenderão lentamente a regressar à sua posição de equilíbrio. O resultado é a alteração da forma ou do contorno de um sólido (fio). Diz-se que o material se deforma ou distorce. Este alívio da tensão é conhecido como relaxamento da tensão.

Quando um fio é mantido numa posição deflectida durante um longo período de tempo, a tensão não diminui (relaxa) e o fio continua a exercer uma força constante, diz-se que esse fio tem **"relaxação de tensão zero"**. Nos arames com relaxamento de tensão zero, não há necessidade de reativação frequente.

Em termos quantitativos, este valor situa-se provavelmente na região do "special plus" ou superior. Isto indica que o fio deve ter um ponto de escoamento muito elevado, o que depende do historial de produção termomecânica durante o fabrico.

FIO DE AÇO INOXIDÁVEL ENTRANÇADO

Isto significa que a rigidez de um fio pode ser variada de três formas.

1. A primeira e tradicional abordagem tem sido a variação do segundo momento da área "I" em torno do eixo de flexão.

   Assim, pequenas alterações nas dimensões d e D podem resultar em grandes variações na rigidez.

   A diferença entre os diâmetros .016" e .014" é de aproximadamente 40%.

2. A segunda abordagem para variar o módulo de elasticidade E. ou seja, usar vários materiais de fio como Nitinol que tem E = 10 x 10^6 psi, Beta-Titanium 15 x 10^6 psi Ligas de ouro 20 x 10^6 psi e aço inoxidável 28 x 10^6 psi, dando uma variação de aproximadamente 3 para 1 com rigidez.
3. Uma terceira abordagem, que é na realidade uma extensão da segunda, consiste em construir um fio de aço inoxidável, por exemplo, um fio de núcleo constrói um suporte de fio de aço inoxidável, por exemplo, um fio de núcleo de .0065" e seis fios de .0055", produzirá um diâmetro total de aproximadamente .0165 polegadas. O segundo momento de área do fio e de um fio sólido equivalente seria essencialmente o mesmo. O módulo de Young é o mesmo para ambos os fios de aço inoxidável, mas existe uma diferença considerável na sua respectiva rigidez.

A razão pela qual o suporte tem uma sensação mais flexível deve-se ao deslizamento de contacto entre os fios de enrolamento adjacentes e o fio central do suporte.

Quando o fio é deformado, os fios de revestimento, que estão ambos sob tensão e torção, deslizam em relação ao fio central e entre si. Desde que haja apenas deformação elástica, cada fio deve regressar à sua posição original.

Kusy[13] observou que a rigidez de uma arcada de aço inoxidável de fio triplo de 0175" (3 X 008") era semelhante à de uma arcada de aço inoxidável de fio simples de 0,010". O fio de arcada multiestruturado também era 25% mais forte do que o fio de aço inoxidável de 0,010". De seguida, o fio triplo de .0175" e o nitinol de .016" demonstraram uma rigidez semelhante. No entanto, o nitinol tolerou uma ativação 50% maior do que o fio multifilar. O fio triplo foi também metade da rigidez do beta-titânio de 0,016". O fio multitrançado pode ser utilizado como substituto do fio da liga mais recente, tendo em conta o custo do fio de níquel-titânio.

ARCOS ESTÉTICOS

Uma abordagem promissora para a obtenção de um fio estético com excelentes propriedades gerais envolve o uso de compósitos, que podem ser compostos de fibras cerâmicas que são incorporadas numa matriz polimérica linear ou reticulada. Os protótipos experimentais existentes são da cor do dente, podem ser tão fortes quanto a mais forte corda de piano, e podem variar em rigidez desde o mais flácido fio multiestruturado até quase o de um fio de beta-titânio. Estas caraterísticas podem ser variadas durante o fabrico, sem qualquer alteração no encaixe do fio, por pultrusão, em que as proporções relativas da fibra e dos materiais da matriz são ajustadas adequadamente e curadas por radiação electromagnética. Testes mecânicos mostram que esses fios são elásticos até que ocorra uma falha. Quando comparados com o Niti, a resiliência e o retorno elástico são comparáveis. Embora as especificidades de outras caraterísticas, como a formabilidade, a soldabilidade e os coeficientes de atrito, sejam desconhecidas neste momento, as experiências preliminares sugerem que a beta-fixação e que os baixos coeficientes de atrito e a biocompatibilidade melhorada devem ser possíveis através da modificação da química da superfície do polímero. De facto, como os compósitos estão a substituir as ligas metálicas como componentes estruturais na indústria aeroespacial, espera-se uma quota significativa do mercado na próxima década.

É interessante que um fio não metálico já tenha sido oferecido para uso clínico: O fio Optiflex[27] , fabricado pela Ormco. Possui propriedades mecânicas únicas com uma aparência altamente estética. Feito de fibra ótica transparente, é composto por três camadas.

1. Um núcleo de dióxido de silício que protege os dentes móveis do núcleo.
2. Uma camada intermédia de resina de silicone que protege o núcleo da humidade e aumenta a sua resistência.
3. Uma camada exterior de nylon resistente às manchas que evita danos no fio e aumenta ainda mais a sua resistência.

Marsenol é um níquel-titânio da cor dos dentes[28] . É um níquel titânio revestido com E.T.E.. E.T.E. é a abreviatura de Elastomeric Poly Tetra Florethylene Emulsion. O Marensol apresenta todas as mesmas caraterísticas de funcionamento de um fio de níquel-titânio superelástico não revestido. O revestimento adere ao fio e mantém-se flexível. O fio fornece uma força constante durante longos períodos de ativação e é resistente à fratura.

Lee White Wire é um fio de arco resiliente de aço inoxidável ou níquel-titânio ligado a um revestimento epoxídico da cor do dente, adequado para utilização com brackets de cerâmica e plástico[29] . O epoxy é completamente opaco e não lasca, descasca, mancha ou descolora.

APLICAÇÃO DE ARCOS

Depois de resumir o estado da arte dos arcos nos últimos 50 anos, vamos explorar como eles se complementam e se suplementam na prática diária, aplicando os conceitos de relações de propriedades elásticas. Nesse sentido, seria apropriado fazer alguma referência à resistência, rigidez e alcance em função das diferentes fases do tratamento.

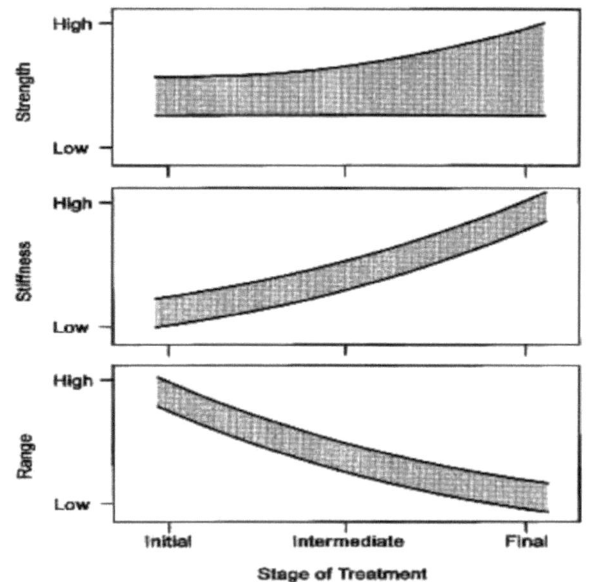

Durante a fase inicial do tratamento, onde o nivelamento e o alinhamento iniciais são desejados, sugere-se o uso de fios de grande alcance e forças leves: ou um fio de aço inoxidável multiestriado ou um fio do tipo Nitinol. O primeiro aproveita a ortodontia convencional de secção transversal variável, que foi tabulada há muitos anos num livro de ortodontia do Dr. Raymond Thurow. O segundo faz uso da ortodontia de módulo variável, na qual três das quatro principais ligas em uso atualmente têm rigidezes diferentes para a mesma forma e tamanho de fio. À medida que o tratamento progride para o estágio intermediário, as ligas de beta-titânio tornam-se vantajosas, pois sua formabilidade, retorno elástico, alcance e forças modestas por unidade de desativação tornam-se favoráveis. No entanto, os tamanhos maiores de Nitinol ainda podem ser úteis aqui, se for utilizada uma ranhura de 0,022 polegadas. Se for necessária uma mecânica de deslizamento, são aceitáveis fios com rigidez substancial, mas com intervalos limitados. Consequentemente, podem ser utilizados fios de beta-titânio ou de aço inoxidável de grande calibre para manter a forma do arco enquanto se efectuam pequenos movimentos de rotação, translação ou inclinação. A liga a utilizar neste caso depende exatamente dos pormenores do caso - ou seja, se é mais importante ter mais amplitude, como proporcionado por um fio de beta-titânio, ou mais rigidez, como proporcionado por um fio de aço inoxidável.

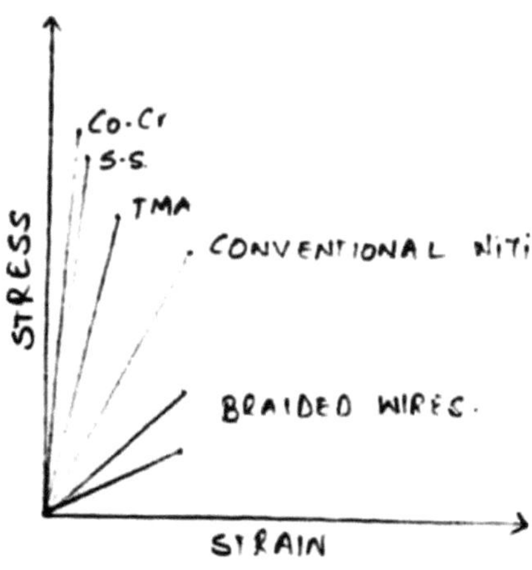
Co.Cr
S.S.
TMA
CONVENTIONAL NiTi
BRAIDED WIRES.
STRESS
STRAIN

EM BUSCA DO FIO IDEAL

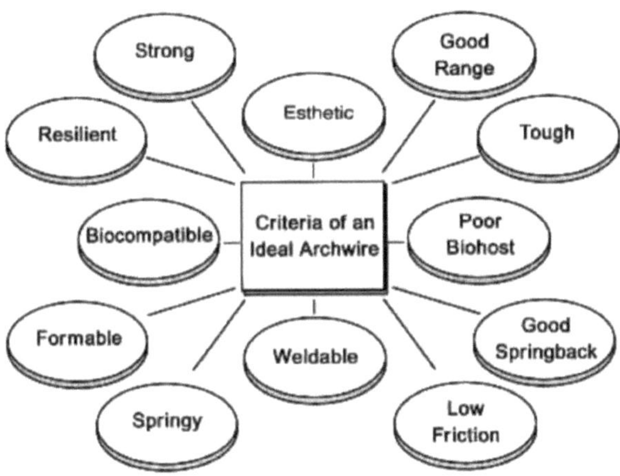

A partir desta breve descrição das ligas de arcos contemporâneos, vemos que não existe um arco ideal. Essa conclusão não é surpreendente, pois as exigências do plano de tratamento requerem diferentes rigidezes e intervalos caraterísticos. No entanto, várias caraterísticas desejáveis seriam apropriadas para serem listadas, algumas das quais serão destacadas. Aqui, o resultado será variável. Ou seja, fios específicos farão algumas coisas bem e outras mal; mas nenhum fio fará tudo.

Os fios devem ser estéticos. Atualmente, nenhum fio atende a esse critério, embora os fabricantes tenham tentado. Quando revestidos, os fios de cor branca têm sucumbido rotineiramente às forças da mastigação e/ou à atividade enzimática da cavidade oral. Quando não revestidos, os fios transparentes têm propriedades mecânicas tão fracas que funcionam meramente como um placebo. Embora a estética seja importante para o ortodontista, a função é primordial. Qualquer coisa menos que isso é inaceitável.

Os fios devem ter uma fraca biohostabilidade. Esta caraterística vai para além da biocompatibilidade - ou seja, a obtenção da compatibilidade de materiais de implante não vivos com o corpo - na medida em que uma boa biocompatibilidade é um pré-requisito. O implante não deve alimentar ativamente nem atuar passivamente como substrato para microrganismos que causem mau cheiro, alterações de cor que prejudiquem a estética, ou remoção e/ou acumulação de material que comprometa as propriedades mecânicas. Estas restrições também se aplicam a esporos e vírus.

Os fios devem possuir baixos coeficientes de atrito, independentemente do facto de serem banhados em saliva ou de a camada limite hidrodinâmica entre o fio e o bracket ter sido quebrada pelo estado seco. Neste aspeto, os fios de titânio são inferiores ao aço inoxidável, embora tenham sido feitos alguns progressos para melhorar os coeficientes de atrito do beta-titânio através da tecnologia de implantação iónica. Os fios de beta-titânio produziram forças de fricção mais elevadas do que os fios de níquel-titânio, mas não foram encontradas diferenças significativas entre os fios S.S NiTi.

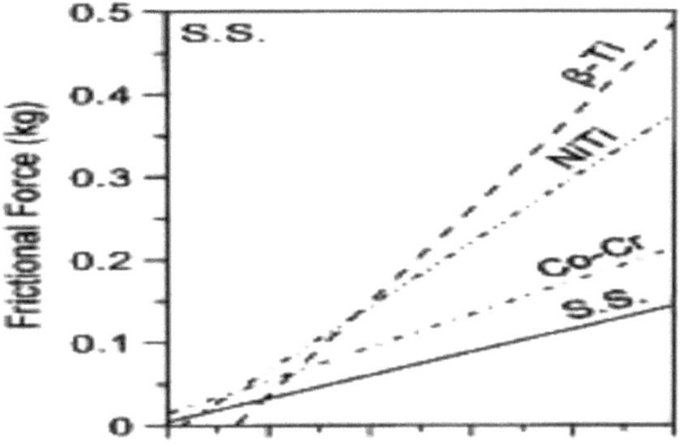

Força normal (kg)

Os fios ortodônticos que contêm níquel têm sido "implicados em reacções alérgicas[30] . O potencial dos fios ortodônticos para causar reacções alérgicas está relacionado com o modo de corrosão com a subsequente libertação de iões metálicos como o níquel/titânio. De acordo com este estudo, a corrosão ocorreu prontamente na variabilidade S.S. na quebra de fios de liga de níquel-titânio deflexionados através de fios de fornecedores. O revestimento de nitreto não afectou a corrosão da liga, mas o revestimento de epóxi diminuiu a corrosão. Os fios de titânio e os fios revestidos com epóxi apresentaram o menor potencial corrosivo e devem ser utilizados em pacientes alérgicos ao níquel.

CONCLUSÃO

Pode-se constatar que não existe um fio que satisfaça todas as exigências do ortodontista. Ainda temos um longo caminho a percorrer, em termos de encontrar o arco "ideal". Mas, com o progresso tão rápido que está a ser feito na ciência e na tecnologia, estou certo de que veremos melhorias significativas nos arcos num futuro próximo.

Além disso, devemos considerar-nos afortunados por termos uma gama tão vasta de materiais à escolha. Imagine-se a trabalhar apenas com um único tipo de fio de liga de ouro, como se fazia há não muito tempo. Por isso, devemos apreciar este facto e tentar tirar o máximo partido do que temos.

BIBLIOGRAFIA

1. Evans T J W, Durning P. Atualização de produtos ortodônticos - Arcos de alinhamento, a forma do que está para vir? - Uma quarta e quinta fase de aplicação de força. Br J Orthod 1996; 23: 269-275.

2. Matasa C G. Biomateriais em Ortodontia. In: Graber T M, Vanarsdall R L Jr, eds. Orthodontics current principles and techniques, 3rd ed., St. St. Louis: Mosby, Inc.; 1994. p. 305 -315.

3. McCabe J F. Ligas forjadas. In: McCabe J F, ed. Applied Dental Materials, 7th ed. Oxford: Blackwell Scientific Publication; 1990. p. 69.

4. Smith B G N, Wright P S, Brown D. Propriedades dos materiais dentários. In: Smith B G N, Wright P S, Brown D, eds. The Clinical handling of Dental Materials, 2nd ed. Oxford: Wright Publications, 1994. p. 195-199.

5. Craig R C. Metais nobres e preciosos. In: Craig R C, ed. Restorative dental materials (Materiais dentários de restauração), 8th ed. St. Louis: The C.V. Mosby Co.; 1989. p. 413-417.

6. Kohl R W. Metallurgy in orthodontics (Metalurgia em ortodontia). Angle Orthod 1964; 34: 37-42.

7. Philips R W. Ligas forjadas de metais de base, ligas forjadas de ouro. Em: Philips R W, ed. Skinner's science of dental materials, 9th ed. Philadelphia: W B Saunders; 1991. p. 537-552.

8. Thurow R C. Metais ortodônticos. Em: Thurow R C, ed. Edgewise orthodontics, 4th ed. St. Louis: The C.V.Mosby Co.; 1982. p. 48-53.

9. Howe G L, Greener E H, Crimmins D S. Mechanical properties and stress relief of stainless steel orthodontic wire. Angle Orthod 1968; 38: 244-249.

10. Beckofen W A, Gales G F. Aço inoxidável tratado termicamente para ortodontia. Am J Orthod Dentofac Orthop 1952; 38: 755-765.

11. Wilcock A J Jr. Engenharia de materiais aplicada a fios ortodônticos. Aus J Orthod 1989; 11:22-29.

12. Wilcock A J Jr. Entrevista JCO. J Clin Orthod 1988; 22: 484 -489.

13. Kusy R P, Stevens L E. Fios de aço inoxidável de cadeia tripla. Angle Orthod 1987; 57: 18-32.

14. Fillmore G M, Tomlinson J L. Tratamento térmico de ligas de cobalto-crómio de várias têmperas. Angle Orthod 1979; 49: 126-130.

15. Proffit W R, Fields H W Jr. Princípios mecânicos no controlo da força ortodôntica. In: Proffit W R, Fields H W Jr, eds. Contemporary orthodontics, 3rd ed. St. Louis: Mosby, Inc.; 2000. p. 326-334.

16. Kusy R P. Uma revisão dos arcos contemporâneos - suas propriedades e caraterísticas. Angle Orthod 1997; 67: 197-207.

17. Waters N E. Atualização de produtos ortodônticos - fios super elásticos de Níquel-Titânio. Br J Orthod 1992; 19: 319-322.

18. Andreasen G, Heilman H, Krell D. Alterações de rigidez no Nitinol termodinâmico com o aumento da temperatura. Angle Orthod 1985; 55:120-126.

19. Andreasen G F, Murrow R E. Análises laboratoriais e clínicas do fio de nitinol. Am J Orthod 1978; 73: 142-151.

20. Andreasen G G, Hilleman T B. Uma avaliação de 55 fios de Nitinol substituídos por Cobalto para uso em ortodontia. J Am Dent Assoc 1971; 82: 1373-1375.

21. Burstone C J, Bai Q, Morton J Y. Fio NiTi chinês - Uma nova liga ortodôntica. Am J Orthod 1985; 87; 445-452.

22. Miura F, Mogi M, Ohura Y, Humanaka H. A propriedade superelástica do fio da liga japonesa NiTi para uso em ortodontia. Am J Orthod 1986; 90:1-10.

23. Miura F, Mogi M, Yoshiaki O. Utilização de fio de liga NiTi japonês do método de tratamento por resistência ao calor elétrico. Eur J Orthod 1988; 10: 187-191.

24. Miura F, Mogi M, Okamoto Y. Nova aplicação do fio retangular superelástico de NiTi. J Clin Orthod 1990; 24: 544-548.

25. Sachdeva R C L, Miyazaki S. Considerações biomecânicas na seleção de ligas de niti em ortodontia e temperatura de tranfromação variável em ortodontia com Niti de cobre. In: Sachdeva R C L, ed. Orthdontics for the

next millennium, 1st ed. West Collins Orange: Ormco Publishing, 1996. p. 227-246.

26. Burstone C J, Goldberg A J. Beta Titanium - Uma nova liga ortodôntica. Am J Orthod 1980; 77: 121 -132.

27. Talass M F. Tratamento com fio Optiflex de uma mordida aberta de Classe III esquelética. J Clin Orthod 1992; 26: 245-252.

28. Anúncio - Fio de níquel titânio da cor do dente ETE. J Clin Orthod 1989;23: 257.

29. Novidades do produto - Fio branco. J Clin Orthod 1988;22:594.

30. Edie J W, Andreasen G F, Zaytoun M P. Corrosão da superfície do Nitinol e do aço inoxidável em condições clínicas. Angle Orthod 1981; 51:319-324.

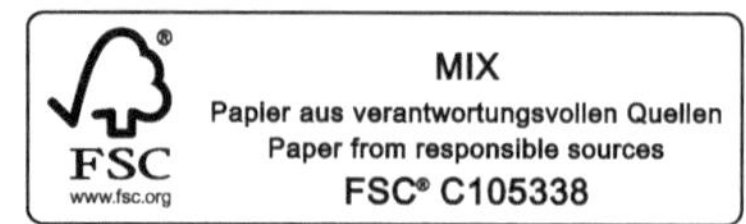

Printed by Books on Demand GmbH, Norderstedt / Germany